DE LA LIMA

AL BILLETE

La fórmula del éxito
en el negocio de las uñas

DE LA LIMA AL BILLETE

La fórmula del éxito en el negocio de las uñas

Yulisbeth Salas Salas

CONTENIDO

Capítulo 1
Sin miedo al éxito: esta es mi historia

En el mundo del emprendimiento, cada historia tiene un punto de partida único y motivador. La mía es una mezcla de profesión y pasión, de determinación y un deseo profundo de alcanzar el éxito en un país nuevo. Soy venezolana, economista de profesión, pero manicurista por pasión. El mundo de las uñas cambió mi vida en 2018, cuando conocí este arte.

Emigrar a los Estados Unidos se convirtió en el lienzo donde decidí comenzar a pintar mi nuevo futuro. Emigrar es desafiante sin importar de dónde vengas. La incertidumbre inicial sobre el futuro, conocer una nueva cultura, aprender un nuevo idioma y buscar nuevas oportunidades, suena abrumador. Pero nunca dejé que el miedo me paralizara, aunque por dentro sentía ansiedad por lo que me deparaba el destino. Siempre tuve claro que había que tomar el desafío, incluso si sentía mucho miedo.

Como economista, tenía un conjunto de habilidades sólidas, pero dentro de mi corazón siempre estuvo la habilidad y la paciencia para enseñar, lo cual me da mucha satisfacción. Una de mis fortalezas es poder transmitir conocimiento y saber escuchar y entender la necesidad del otro. El saber escuchar siempre ha sido una de mis virtudes. Eso me ayudó a convertirme en una manicurista y psicóloga, logré combinar ambos conocimientos con la profesión de las uñas, creando algo especial como es mi marca hoy en día: Uvitanails.

El año 2021 marca el inicio del viaje de mi emprendimiento. Fue el año en que comencé a llevar a la acción lo que quería hacer por el resto de mi vida. Llevé a la realidad lo que tenía plasmado en papel. En noviembre de 2022, abrí mi salón de uñas ubicado en el corazón de Queens, Nueva York. En este libro te compartiré los pasos de cómo logré tener mi negocio, desde la planificación hasta la ejecución, y la superación de obstáculos para llegar a lo deseado. El camino no fue fácil; tuve que superar varios obstáculos y aprender a prueba y error las estrategias que funcionaban.

Este libro es más que una historia. Es un manual para aquellos que sueñan con emprender en el mundo de la belleza y especialmente en las uñas. A lo largo de estas páginas, te guiaré a través de las lecciones que aprendí en mi viaje sin miedo al éxito, preparándote para descubrir y convertir tu pasión en un negocio próspero. Es importante recordarte que el éxito no conoce fronteras. No importa de dónde vengas o cuál sea tu profesión. Si tienes una pasión y un sueño, estás a un paso de alcanzar el éxito. Mi historia es un testimonio de que con determinación, voluntad y propósito puedes enfrentar tus miedos y crear tu propio camino hacia el éxito.

Capítulo 2
¿Un emprendedor nace o se hace?

La primera vez que agarré una lima y empecé a moldear uñas, no tenía idea de que estaba sembrando semillas para mi propósito como manicurista. He sido testigo de muchas conversaciones, desde secretos íntimos hasta debates filosóficos con mis clientas.

Pero una pregunta que a menudo me hice es: ¿nací con este talento o lo desarrollé? Hay un mito que dice que el emprendedor tiene un don con el que se nace. Imaginan a los emprendedores como personas con una chispa innata, siempre listas para innovar y arriesgarse. Sin embargo, mi experiencia dice otra cosa.

Si bien es cierto que algunas personas parecen tener un instinto natural para los negocios, esto no garantiza el éxito. El arte de las uñas, por ejemplo, requiere precisión, paciencia y creatividad. Pero, ¿qué pasaría si te dijera que cualquiera de nosotras, con la formación y la pasión adecuadas, puede convertirse en una experta con propósito en manicura y, además, emprender con éxito?

¿Cómo empezamos este viaje? El emprendimiento es un viaje que, al igual que aprender a hacer manicura perfecta, se trata de adquirir habilidades, adaptarse, perseverar y superar obstáculos. El éxito no viene de la noche a la mañana. Ni te conviertes en una experta de un día para otro, y menos aún es un don divino. Es el resultado de horas de práctica, de errores y aprendizaje, de determinación y autoayuda. Consiste en buscar esa ayuda en otras personas que ya recorrieron el camino y te pueden potenciar a través de sus propias experiencias.

En mi recorrido como coach de uñas, he enseñado a mujeres a descubrir su propósito. Cómo arrancar a través de este arte y, con el tiempo y la fórmula adecuada, la pasión adquirida se ha convertido en el propósito de estas manicuristas.

Entonces, ¿un emprendedor nace o se hace? La respuesta es ambas. Algunos pueden tener una inclinación natural hacia el emprendimiento, pero sin formación, esfuerzo y pasión, esa chispa puede desvanecerse. Por otro lado, aquellos que sienten que no nacieron con ese don pueden, con determinación y trabajo duro, crear y cultivar ese espíritu emprendedor dentro de ellos.

Recordemos que el camino de la lima al billete no es simplemente sobre uñas. Es sobre descubrir tu potencial, creer en ti misma y dar forma a tu propio destino y a tu propia vida.

7 PASOS FUNDAMENTALES PARA EMPEZAR TU NEGOCIO

No solo en un salón de uñas, sino como un testimonio de lo que es posible lograr con determinación y estrategia. Si estás buscando emprender tu propio negocio, estos son los siete pasos esenciales que me ayudaron a mí.

PRIMERO: ENCUENTRA TU PASIÓN Y ESPECIALÍZATE

No abrí UvitaNails simplemente porque quería un negocio. Lo hice porque amo el arte de las uñas, encontré mi propósito y creé un nicho dentro del mundo de la belleza. Esto aplica para cualquier sector que realmente te apasione. Especialízate en ello, contagia tu pasión y tus clientes lo notarán.

La pasión es la chispa inicial de toda empresa exitosa, especialmente en el mundo de la belleza. No se trata solo de elegir una carrera, sino de abrazar una parte de ti que te motiva e inspira diariamente. Créeme, si no te llena, ahí no es. Este sentir es la base de todo.

Estoy convencido de que la mayoría de las personas pueden alcanzar sus sueños y más allá si tienen la determinación de no rendirse, y la pasión absoluta por lo que hacen. (Howard Schultz, expresidente y CEO de Starbucks)

No podemos pasar por alto la importancia de la especialización. En una industria saturada, ser generalista puede hacerte invisible. Especializarte te permite destacar, ser reconocida como experta y atraer a clientes que buscan precisamente lo que tú ofreces. Ser todóloga no te hace experta en nada; debes manejar muchos temas de tu área, pero mi consejo es: vuélvete especialista del área con la que más conectas.

AUTOEVALUACIÓN

Pregúntate: ¿qué aspecto de la belleza te apasiona más? ¿Es el arte de las uñas, el cuidado de la piel, el maquillaje, el cabello? Si ya estás en el rubro de las uñas como yo, pregúntate con cuál de las técnicas que existen hoy en día conectas más y vuélvete la mejor. Recuerda, la competencia es contigo misma.

CUESTIONARIO DE AUTOEVALUACIÓN DE INTERESES Y HABILIDADES

Este cuestionario te ayudará a descubrir las áreas de la industria de la belleza que más te apasionan y en las cuales podrías especializarte. Responde con honestidad y considera cada respuesta como un paso más hacia la definición de tu camino profesional.

Marca la opción que más resuene contigo. Si ninguna opción se ajusta completamente, elige la más cercana a tus intereses o habilidades. Tómate tu tiempo y sé sincera contigo misma.

1. Cuando piensas en tu carrera ideal, ¿qué elemento consideras más gratificante?

   a. La capacidad de ser creativa y artística.
   b. La oportunidad de mejorar la autoestima de las personas.
   c. El uso de la técnica y la precisión en el trabajo detallado.
   d. La investigación y la implementación de nuevos productos y tecnologías.

2. ¿Qué tipo de contenido te atrae más en las redes sociales o en las revistas de belleza?

   a. Antes y después de maquillajes o transformaciones.
   b. Reseñas de productos y rutinas de cuidado de la piel.
   c. Tutoriales de peinado y técnicas de corte.
   d. Diseños innovadores en manicura y pedicura.

3. ¿En qué tipo de actividades sientes que sobresales más?

   a. Combinar colores y texturas en armonía.
   b. Escuchar y asesorar a las personas sobre su imagen.

c. Realizar trabajos minuciosos con atención al detalle.

d. Aprender y aplicar conocimientos técnicos de productos.

4. Si tus amigos o familiares te piden ayuda con algo relacionado con la belleza, usualmente es para:

a. Consejos sobre maquillaje o para que les maquilles en eventos especiales.

b. Opiniones sobre problemas de la piel o recomendaciones de productos.

c. Ayuda para conseguir un nuevo look de cabello o solucionar un desastre capilar.

d. Diseñar una manicura única para un evento o como parte de su cuidado regular.

5. ¿Qué te motiva a aprender y crecer en tu carrera?

a. Desarrollar una marca personal creativa y reconocible.

b. Ser una autoridad confiable en bienestar y cuidado personal.

c. Perfeccionar una técnica y ser conocida por ella.

d. Estar a la vanguardia de la innovación y las tendencias en belleza.

6. ¿Cómo te ves en el futuro dentro de la industria de la belleza?

a. Dirigiendo mi propio estudio creativo de maquillaje.

b. Trabajando en un spa o clínica de estética con una filosofía holística.

c. Siendo una estilista de cabello de renombre con una técnica patentada.

d. Creando mi línea de productos o servicios especializados en manicura.

Solicita tu cuestionario digital actualizado

Consejos para después del cuestionario

Una vez completado, revisa tus respuestas y nota los patrones que surgen. Si una categoría tiene más respuestas que las otras, es posible que esa sea el área en la que debes centrarte. Investiga más sobre ese campo, busca mentores y comienza a construir tu experiencia y conocimientos. La especialización es un viaje, y cada paso que das con pasión te llevará más lejos en tu carrera.

Segundo: estudia el mercado y tu competencia

Queens es una zona latina amplia, con una gran variedad de salones de uñas. Antes de empezar, estudié a mi competencia, comprendí lo que ofrecían y encontré maneras de destacar y ofrecer algo único y personalizado.

Identificar una necesidad del mercado

¿Qué demandan los clientes pero no encuentran fácilmente? Eso puede ser tu nicho.

Guía para realizar una encuesta de mercado

Aquí tienes un resumen de la guía para realizar una encuesta de mercado enfocada en manicuristas con visión a emprender con propósito:

Solicita la plantilla actualizada de mercado

- Establece objetivos claros: define lo que quieres saber de tus clientes, como preferencias de estilo o precio.

- Elige a tu audiencia: decide quiénes responderán tu encuesta, tomando en cuenta características como edad y hábitos de belleza.

- Diseña la encuesta: redacta preguntas directas, combinando opciones cerradas y abiertas para obtener información variada.

- Escoge el medio de distribución: utiliza herramientas digitales o encuestas presenciales para recoger las respuestas.

- Realiza la encuesta: asegúrate de llegar a un número representativo de clientes potenciales.

- Analiza los datos: observa tendencias y patrones en las respuestas para entender mejor a tu mercado.

- Implementa cambios: utiliza la información recabada para mejorar tu oferta de servicios.

- Mantén la privacidad: protege la información de tus clientes y ofrece incentivos para aumentar la participación.

Realizar encuestas de mercado es un proceso continuo que te ayuda a ajustar y mejorar tu negocio basándote en las preferencias de tus clientes.

Construir un portafolio

Crea una colección de trabajos que muestren tu especialidad.

Guia para salon de uñas

Conclusión

Encontrar tu especialidad puede tomar tiempo, pero es un viaje que vale la pena. Al definir tu nicho, no solo te vuelves más atractiva para un segmento específico del mercado, sino que también puedes trabajar con más pasión y propósito.

Encuesta	Tipo de respuesta	Opciones de respuesta	Acción basada en respuestas
¿Con qué frecuencia visitas el salón de uñas?	Elección múltiple	Mensualmente, cada dos meses, raramente, nunca	Ajustar promociones de fidelidad
¿Qué servicios valoras más en nuestro salón?	Casilla de verificación	Manicura, pedicura, diseños de uñas, tratamientos adicionales	Expandir servicios más populares
¿Cómo calificarías la calidad de nuestro servicio?	Escala	1 (muy malo) a 5 (excelente)	Mejorar la capacitación del personal
¿Qué horarios preferirías para tu visita?	Elección múltiple	Mañanas, tardes, noches, fines de semana	Optimizar el horario del salón
¿Cómo te enteraste de nosotros?	Respuesta abierta	Respuesta textual	Invertir en los canales más efectivos

Tercero: crea un plan de negocio sólido

Un buen negocio no surge de la improvisación. Planifica tus finanzas, tu marketing, la contratación de tu personal y el crecimiento a largo plazo. Piensa en dónde te gustaría estar en cinco años y cómo llegar ahí.

Plan de negocio para un salón de uñas

Resumen ejecutivo:

- Presentación del negocio y objetivos.
- Breve descripción del mercado y la ventaja competitiva del salón.
- Resumen de lo que se busca lograr a corto y largo plazo.

Descripción de la empresa:

- Historia y visión del salón.
- Estructura legal y de propiedad.
- Ubicación y por qué es beneficiosa para el salón.

Productos y servicios:

- Detalles de los servicios ofrecidos: manicura, pedicura, tratamientos de uñas, etc.
- Productos para la venta al cliente.

- Innovaciones y servicios exclusivos.

Análisis de mercado:

- Investigación de la industria de salones de uñas y tendencias actuales.
- Análisis de la competencia y diferenciación.
- Perfil del cliente objetivo y necesidades del mercado local.

Estrategia de marketing y ventas:

- Plan de marketing y publicidad.
- Estrategias de precios y promociones.
- Plan de fidelización de clientes y referencias.

Operaciones:

- Proceso de servicio al cliente.
- Proveedores y administración de inventario.
- Horarios de operación.

Planificación y desarrollo:

- Diseño del salón y consideraciones estéticas.
- Tecnología utilizada (sistema de reservas, punto de venta).
- Plan de crecimiento y expansión futura.

Gestión y organización:

- Estructura organizativa y equipo de gestión.
- Responsabilidades de los empleados y formación necesaria.
- Cultura de la empresa y valores.

Análisis financiero:

- Presupuesto inicial y proyecciones financieras.
- Punto de equilibrio y expectativas de rentabilidad.
- Plan financiero para situaciones inesperadas.

Apéndices:

- Cualquier otro documento relevante (licencias, contratos, diseños del salón).

Conclusión

No es chiste, cada uno de estos pasos es importante que los lleves a cabo antes de empezar. Reafirmación de la visión y los pasos a seguir para alcanzar los objetivos planteados. Este plan debe ser detallado y adaptado a las circunstancias específicas de tu negocio, incluyendo tu conocimiento del mercado local, tus habilidades únicas como manicurista y las características particulares de tu salón de uñas.

solicita mi estructructura de plan de negocio en digital para que la tengas como ejemplo

Cuarto: considera la ubicación

El lugar donde te establezcas puede hacer o deshacer tu negocio. UvitaNails, por ejemplo, se encuentra en un punto estratégico en Queen, accesible y visible. Asegúrate de investigar y elegir una ubicación que se alinee con tu público objetivo.

Quinto: invierte en formación, equipo y calidad

Ofrecer un servicio de alta calidad es esencial. Invierte en la mejor formación para ti y tu equipo. Asegúrate de tener equipos y productos de calidad para ofrecerles a tus clientes. Recuerda que somos humanos atendiendo a humanos.

Si conectas con el área de la manicura como yo, aquí te dejo una lista de la educación y formación que te recomiendo. Recuerda que debemos ser alumnos y aprendices eternos.

Educación y formación: lista de cursos y certificaciones recomendados

Investiga y adquiere formación especializada en tu área de interés. Para las manicuristas emprendedoras, es esencial contar con formación especializada y estar al día con las tendencias y técnicas actuales. A continuación, se presenta una lista recomendada de cursos y certificaciones:

1. Técnico en manicura y pedicura

Hoy en día, lo tradicional ya no se lleva. Desde el siglo XXI, la técnica rusa llegó para quedarse y perdurar en el tiempo por sus beneficios, durabilidad y visión de perfección. Debes aprender a manejar el torno para llevar a cabo las técnicas de manicura y pedicura en seco.

- Aprenderás los fundamentos y técnicas de uñas.
- Aprender el diagnóstico de las uñas es esencial cuando decides entrar en este rubro.

Si aún no logras dominar este tema, te recomiendo visitar mi perfil. Ahí encontrarás todo lo relacionado con este tema.

@soyuviitanails

2. Diseño de uñas: capacitación avanzada en arte de uñas, incluyendo 3D y aerografía.

3. Uñas acrílicas rubber gel, hard gel y polygel: certificación en aplicación y mantenimiento de uñas postizas.

4. Salud y seguridad: cursos sobre higiene y tratamientos para enfermedades de las uñas.

5. Marketing digital: estrategias para promocionar tu negocio en redes sociales y crear contenido visual.

6. Emprendimiento y gestión de negocios: fundamentos para administrar y crecer tu negocio de manicura.

7. Atención al cliente: desarrollar habilidades para mejorar el servicio y la fidelización de clientes.

8. Actualización y tendencias: mantente al tanto de las novedades en estilos y productos para uñas.

9. Práctica y experimentación: prueba diferentes técnicas y estilos para encontrar tu «firma».

Estos cursos están diseñados para mejorar tanto tus habilidades técnicas como tus capacidades para gestionar y promocionar tu negocio de manicura, asegurando que puedas proporcionar la mejor experiencia a tus clientes y destacarte en un mercado competitivo.

Como caminante en este campo, sé lo importante que son los primeros pasos cuando decides emprender en esta área. Por eso he creado para ti la academia UvitaNails Academy. Únete a nuestro grupo y mantente informado de las tendencias.

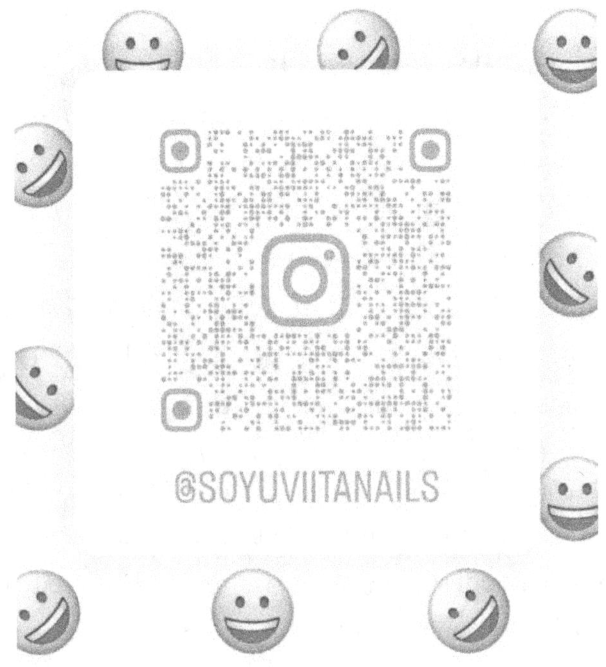

Escanea los códigos QR y solicita información sobre los cursos disponibles.

Sexto: fomenta relaciones duraderas con tus clientes

Nuestras clientas que regresan son como la columna vertebral para nuestro salón de uñas. Ofrece un excelente servicio al cliente. Escucha sus necesidades y deseos y establece una relación genuina con ellas. Ellas siempre te darán la guía paso a paso para hacerte crecer como empresa.

Séptimo: adáptate y evoluciona

El mundo de la belleza está en constante cambio. Mantente actualizada con las últimas tendencias, técnicas y productos. Escucha los comentarios de tus clientes. No tengas miedo de adaptarte y evolucionar para satisfacer sus necesidades. Los cambios siempre son buenos y nos hacen crecer. Hoy en día, las redes sociales te permiten viajar a través de su plataforma sin moverte de donde estás. Esto te permite ver tendencias y conectar con lo que es de tu agrado, ayudándote a innovar y actualizarte.

Emprender tu propio negocio es rentable. No es una tarea fácil, pero con pasión y dedicación, y siguiendo estos siete pasos, puedes crear un negocio y dejar tu marca en el mundo del emprendimiento.

Uno de los únicos modos de salir de una caja ajustada es inventar tu salida. Los emprendedores tienen esa habilidad para inventar nuevas soluciones que cambian las reglas del juego. (Jeff Bezos, fundador de Amazon)

ACTIVIDADES DEL CAPÍTULO

Desarrolla una «declaración de especialidad» que resuma tu enfoque y pasión. Una plantilla para crear una declaración de especialidad puede ayudarte a articular lo que te distingue como manicurista y lo que pueden esperar los clientes de tu salón de uñas. Aquí tienes un ejemplo de estructura para la declaración.

1. Introducción a tu pasión por la manicura. Como manicurista dedicada, mi pasión por [aspecto específico de la manicura] ha impulsado mi carrera y es la esencia de mi servicio a cada cliente que visita [nombre de tu salón].

2. Descripción de tu especialidad. Me especializo en [tipo específico de manicura, técnica o estilo], ofreciendo una experiencia única que combina [elementos distintivos de tu servicio, como productos orgánicos, técnicas avanzadas, diseños personalizados].

3. Compromiso con la calidad y el servicio. Cada servicio en [nombre de tu salón] es un testimonio de mi compromiso con la calidad, la atención al detalle y la satisfacción del cliente, asegurando que cada visita sea [beneficios que ofreces, como relajante, transformadora, un escape de la rutina diaria].

4. Experiencia y formación. Con [número de años de experiencia] años de experiencia y formación en [cursos o certificaciones relevantes], me enorgullezco de mantenerme al día con las últimas tendencias y técnicas en la industria de la manicura.

5. Invitación personal. Te invito a experimentar la diferencia en [nombre de tu salón], donde tu belleza y bienestar son mi máxima prioridad. Ven y descubre por qué [elemento único de tu servicio] es más que una manicura, es una obra de arte en tus manos.

6. Llamada a la acción. Reserva tu cita hoy y déjame mostrar la artesanía y el cuidado que hace que [nombre de tu salón] sea inigualable en [tu ubicación o punto de venta único].

Recuerda adaptar cada sección a tu propio estilo y a lo que realmente ofreces. Tu declaración de especialidad debe ser auténtica y reflejar verdaderamente lo que crees y lo que puedes brindar a tus clientes.

CAPÍTULO 3
LA IMPORTANCIA DE LAS REGULACIONES Y LICENCIAS

Independientemente del país en el que nos encontremos, la obtención y el cumplimiento de las licencias y regulaciones son esenciales para el funcionamiento de tu negocio. Las razones son varias:

- **Confianza**. Cuando un negocio cumple con todas las regulaciones y tiene la licencia adecuada, proyecta una imagen de profesionalismo y seriedad. Los clientes y los proveedores confían más en una empresa que demuestra operar dentro del marco legal.

- **Evita sanciones**. No cumplir con las licencias y regulaciones puede resultar en sanciones, multas e incluso el cierre temporal o definitivo de tu negocio.

- **Oportunidades**. Algunas oportunidades comerciales, como participar en licitaciones públicas, colaborar con grandes empresas y obtener posibilidades de crédito e impuestos, dependen de que tu empresa esté registrada.

Las licencias y regulaciones a menudo están diseñadas para proteger tanto a la empresa como a los consumidores. Al cumplir con ellas, te aseguras de ofrecer un servicio o producto seguro. Es muy importante que tengamos un seguro para nuestro negocio. Por ejemplo, en la Ciudad de Nueva York, la gestión adecuada de un negocio implica mucho más que la simple venta de un producto o servicio. Es un aspecto esencial que muchos emprendedores principiantes pasan por alto. Es fundamental cumplir con todas las regulaciones y licencias requeridas.

Esta licencia es muy importante para el negocio. La gestión adecuada de un negocio implica mucho más que la simple venta de productos o servicios. Antes de armar todo, es esencial obtener la licencia, ya que he visto emprendedores que tienen su negocio y no tienen licencia, no pagan impuestos y terminan perdiéndolo todo.

¿Es cara la licencia? No, no es cara, pero muchos tienen pereza de investigar o piensan que es solo para ciudadanos. Hay mucha desinformación, y te lo digo porque lo he visto. Hay gente que tiene su negocio sin licencia y lo cierran. Porque siempre que uno empieza un negocio, la competencia te va a mandar a los inspectores. Anualmente a mí siempre me envían revisiones.

Requisitos para Abrir un Salón de Uñas en Nueva York y Países de Latinoamérica

Requisito	Detalle	Enlace	Países de Latinoamérica (Ejemplos)
Licencia Comercial	Registro del negocio con la ciudad	https://www1.nyc.gov/	México: https://www.gob.mx/tramites Colombia: https://www.gov.co/ Argentina: https://www.argentina.gob.ar/
Permiso del Departamento de Salud	Inspección y aprobación de salud pública	https://www1.nyc.gov/	México: https://www.gob.mx/tramites Perú: https://www.gob.pe/ Chile: https://www.chileatiende.gob.cl/
Certificación de Técnicos de Uñas	Formación y certificación en cosmetología y técnicas de uñas	http://www.nysed.gov/	México: https://www.gob.mx/tramites Colombia: https://www.gov.co/ Brasil: https://www.gov.br/pt-br/servicos
Permiso de Zonificación	Cumplir con las regulaciones de zonificación local	https://www1.nyc.gov/	Perú: https://www.gob.pe/ Ecuador: https://www.gob.ec/ Bolivia: https://www.gob.bo/
Inspección de Seguridad contra Incendios	Cumplir con las normativas de seguridad contra incendios	https://www1.nyc.gov/	Argentina: https://www.argentina.gob.ar/ México: https://www.gob.mx/tramites Chile: https://www.chileatiende.gob.cl/
Permiso de Manejo de Residuos	Disposición adecuada de residuos y productos químicos	https://www1.nyc.gov/	Colombia: https://www.gov.co/ Perú: https://www.gob.pe/ Argentina: https://www.argentina.gob.ar/
Registro de Impuestos	Registro para la recaudación de impuestos	https://www.irs.gov/	México: https://www.gob.mx/tramites Brasil: https://www.gov.br/pt-br/servicos Argentina: https://www.argentina.gob.ar/
Seguro de Responsabilidad Civil	Cobertura de seguros para proteger el negocio y los clientes	https://www1.nyc.gov/	México: https://www.gob.mx/tramites Colombia: https://www.gov.co/ Argentina: https://www.argentina.gob.ar/ Chile: https://www.chileatiende.gob.cl/ Perú: https://www.gob.pe/

CAPÍTULO 4
¿CÓMO MANTENER TU AGENDA LLENA?

A medida que nuestro negocio crece y evoluciona, uno de los desafíos más gratificantes es mantener una agenda llena. No solo refleja la calidad de nuestro trabajo y la confianza de nuestros clientes, sino que también garantiza un flujo constante de ingresos, algo que nos motiva día a día.

Pasar de trabajar en casa a tener tu propio salón de uñas en dos años es una experiencia impresionante. Veamos cómo puedes mantener este impulso.

Primero, crea una experiencia única para tus clientes. Más allá de un excelente trabajo de uñas, ofrece una experiencia que haga que tus clientas quieran volver. Lo más importante a tener en cuenta es que tu trabajo de uñas no es solo un trabajo de uñas. Ambiente tu salón o tu espacio de uñas con música relajante. En mi caso, siempre me adapto a la personalidad de mi cliente, usando aromas agradables y una decoración acogedora, algo que refleje tu personalidad, porque, al final, te seguirán personas que conecten contigo, o tu marca.

Ofrece pequeños snacks y bebidas. Haz que la visita al salón no sea solo una cita de belleza, sino una experiencia cómoda y personalizada para la clienta. Esto puede marcar la diferencia al darle preferencia y atención especial en ese momento.

Segundo, implementa **un sistema en línea**. Aunque puedes gestionar las citas manualmente cuando eres autoempleada, cuando tienes un salón es ideal implementar un sistema en línea. En mi caso, uso Square, lo que facilita las reservas de citas para mis clientes, permitiéndoles programar o cambiar sus visitas desde cualquier lugar. Integra la plataforma con tus redes sociales y mantén actualizada la disponibilidad en tiempo real.

Tercero, crea un programa recordatorios y seguimientos. Los seguimientos son de gran importancia en el mundo de la belleza para mantener a los clientes contentos. Las clientas aprecian cuando te preocupas por ellas y les das seguimiento a su caso. Recuerda que no solo hacemos uñas; envía recordatorios de citas para reducir las cancelaciones de último minuto. Después de una cita, envía un mensaje de agradecimiento por su visita y solicita feedback.

Contacta a clientes inactivos. Mantén contacto con aquellos clientes que no han asistido recientemente para ver si hubo algún problema y resolverlo. El feedback con el cliente es esencial. Educar al cliente es una estrategia muy eficaz para fidelizarlos. Cuando tú, como manicurista, educas a tu clienta según su genética, estado de la uña y 4diagnóstico, esa clienta se fideliza contigo.

Es sumamente importante en el mundo de la belleza. Mantén activos a tus clientes actuales, publica videos regularmente y comparte reseñas de cada cliente. Esto ayudará a mantener tu agenda llena y a conectar cón el público que aún no te conoce.

En conclusión, mantener una agenda llena es una combinación de ofrecer un servicio excepcional y una estrategia de marketing efectiva. Desde tu humilde comienzo en casa hasta tu salón de uñas, con estas tácticas puedes asegurarte de que tu salón continúe prosperando, sirviendo con una base sólida a tu cliente ideal y creciendo a través de tus esfuerzos. "solo recuerda somos humanos atendiendo a humanos" empatia y amor por tu arte es la combinacion perfecta en tu marca de salon.

¡Trabajemos juntas! Solicita ayuda para tu plan de marketing a través de este código QR.

Si hablas de ello, es un sueño; si lo visualizas, es posible; pero si programas el tiempo, es real. Una agenda llena es un futuro previsible y controlado. (Tony Robbins, autor y orador motivacional)

CAPÍTULO 5
¿CÓMO CREAR TU EQUIPO DE ENSUEÑOS?

Cuando pasamos de ser autoempleados a tomar la decisión de crecer, encontrar a alguien que sea como tu clon es esencial. Es decir, tener una persona que tenga tus mismas habilidades y tu misma manera de pensar es crucial para empezar a crecer. Por eso es importante definir una cultura empresarial. Aunque seamos autoempleadas hoy, siempre tenemos que visualizar cómo sería nuestra empresa a largo plazo y armar un organigrama con la visión de cómo seríamos cuando estemos más grandes. Por eso, necesitamos crear una cultura empresarial sólida. Esta dicta cómo se hacen las cosas, cómo se toman las decisiones, cómo se tratan a los clientes y cómo nos tratamos entre colegas.

Importancia de la cultura empresarial. Asegura que todo el equipo esté alineado con un conjunto común de valores y expectativas. Permite que los colaboradores se sientan parte de algo más grande y les da dirección y propósito. Es importante compartir nuestra misión y visión como empresa y qué queremos lograr a largo plazo. Si una persona no se siente identificada con el mismo propósito que nosotros, no está mal. Pero sí está mal que la elijamos como parte de nuestro equipo si no estamos alineados con la misión y la visión.

Accionar. Organiza sesiones de lluvia de ideas para mantener los valores y principios centrales que deseas para tu salón de uñas. Estas pueden incluir revisión de historia, lecciones aprendidas y una guía hacia el futuro.

La capacitación es clave. Las habilidades son esenciales para garantizar un trabajo bien hecho, pero la actitud determina cómo se abordan los desafíos, cómo se tratan a los clientes y cómo se trabaja en equipo. Durante el proceso de selección, incorpora pruebas prácticas para evaluar las habilidades técnicas, pero también dedica tiempo a conocer al candidato, observa su interacción con otros, su reacción ante situaciones inesperadas y haz preguntas sobre situaciones pasadas para comprender su mentalidad y comportamiento.

En mi caso, mi salón es muy VIP, es muy de tú a tú. Para mí es muy importante, antes de escoger a alguien para mi equipo, considerar su calidad humana, su manera de pensar, su capacidad de ser resiliente y su disposición para capacitarse día a día. En este mundo, lo que ayer se hacía de una manera, hoy ya se hace de otra. Entonces, es crucial tener esa capacidad de reinventarse.

El talento gana partidos, pero el trabajo en equipo y la inteligencia ganan campeonatos. (Michael Jordan)

Invertir en capacitación. Un equipo que aprende junto, crece junto. Establece un programa de capacitación mensual, que puede incluir clases internas, cursos en línea, traer expertos al salón o asistir a conferencias y talleres fuera del salón. Esto me ha servido mucho en mi salón de uñas, especialmente porque estamos en Nueva York y muchas de mis manicuristas son buenas artistas pero tienen personalidades que chocan debido a sus diferentes culturas. Las capacitaciones nos han ayudado a alinear nuestros objetivos y trabajar en la misma misión, a pesar de nuestras diferencias.

Fomenta una comunicación y un feedback efectivos. La comunicación es el pegamento que mantiene unido al equipo. Un equipo que se comunica bien está mejor preparado para manejar desafíos, resolver conflictos y trabajar de manera efectiva. Establece canales de comunicación claros, como reuniones semanales, y fomenta un ambiente donde los miembros del equipo se sientan libres de expresar sus opiniones y preocupaciones.

Construye un ambiente de apoyo. Un equipo unido es más fuerte y más resiliente. Los miembros del equipo que se sienten apoyados están más comprometidos, son más productivos y tienen más probabilidades de quedarse a largo plazo. Fomenta la colaboración en lugar de la competencia y celebra los logros tanto grandes como pequeños. Cuando surjan conflictos, abórdalos de manera constructiva y busca soluciones en equipo.

En mi caso, tengo varias manicuristas con diferentes habilidades y siempre les digo que la competencia es con uno mismo. Cada una es buena en un área específica, por lo que las animo a desarrollar y explotar sus fortalezas sin necesidad de competir entre ellas. Siempre les digo que la competencia es con uno mismo. ¿Por qué? Porque cada una es buena en un área específica. Entonces, lo que hago es educarlas para que exploren sus propias habilidades. Si son buenas en algo, no tienen necesidad de competir con las demás, ya que cada una es buena en un área diferente. Por lo tanto, se trata de desarrollar y explotar el área en la que son más eficientes.

Como líder, tus acciones fortalecen a tu equipo cada día. Tu equipo te observa para saber cómo te comportas. ¿Qué esperas tú de ellos? Tu actitud, tu ética de trabajo y cómo tratas a los demás establecerán los estándares que tienes como líder. Sé consciente de tus acciones y comportamientos. Reconoce tus errores y busca siempre mejorar. Trata a todos con respeto y muestra la pasión y dedicación que esperas de tu equipo.

Ser vulnerable ante ellos no está mal. Al final, ellos deben darse cuenta de que también eres un ser humano igual que ellos, con errores, pero que busca que, entre todos, encontremos soluciones a los problemas o tengamos lluvias de ideas para seguir la misión en la que todos estamos comprometidos.

Cada uno de estos puntos se conecta entre sí para formar la base de un equipo fuerte. Seguir estos pasos y mantener tu esencia, tus valores, tu misión y tu visión en el corazón de todo hace que construir el equipo de tus sueños sea posible en cada etapa del camino. Lo importante es que crezcamos juntos.

solicita formulario de entrevista aqui

¿QUÉ ES UNA CULTURA EMPRESARIAL Y CUÁL ES SU IMPORTANCIA?

Imagina que tu clase es una gran nave espacial y tú y tus amigos son el equipo que la hace volar. La cultura de tu clase serían las reglas y los juegos que hacen que todos se sientan felices y trabajen juntos. Si todos comparten y ayudan, la nave espacial vuela mejor y más lejos. Eso es como la cultura en una empresa, donde todos comparten ideas y se ayudan para que la empresa sea fuerte y todos se sientan como en casa. Es como cuando tu equipo de fútbol se pasa la pelota y celebra los goles juntos, porque trabajar en equipo los hace más fuertes. Y así es cómo se crean equipos de ensueño.

Cuadro de desarrollo de cultura empresarial

Sección	Descripción
Nombre del emprendimiento	Insertar el nombre de la empresa.
Misión	¿Cuál es el propósito fundamental de tu empresa?
Visión	¿Dónde ves a tu empresa en el futuro? ¿Qué aspiraciones tienes?
Nuestros valores	Valor 1: descripción Valor 2: descripción Valor 3: descripción
Comportamientos esperados	Comportamiento 1: descripción Comportamiento 2: descripción
Cómo tomamos decisiones	Descripción del proceso de toma de decisiones.
Cómo celebramos los éxitos	Descripción de cómo se reconocen los logros.
Cómo afrontamos los desafíos	Descripción de la actitud ante fracasos y tiempos difíciles.
Compromiso con los clientes	Descripción de cómo los valores impactan el servicio al cliente.
Compromiso con el equipo	Descripción de cómo se valora y apoya a los empleados.
Políticas de inclusión y diversidad	Descripción de políticas de inclusión y diversidad.
Oportunidades de desarrollo y crecimiento	Detalles del soporte al desarrollo personal y profesional.
Feedback y comunicación	Descripción de la comunicación y retroalimentación dentro de la empresa.

Este cuadro es una representación de cómo se puede organizar la información en una herramienta de software.

Puedes adaptar las categorías y descripciones según las necesidades específicas de tu empresa. Esta estructura ayuda a visualizar y planificar estratégicamente cómo construir y nutrir la cultura en tu emprendimiento.

Capítulo 6
Finanzas para manicuristas

Sabemos que el mundo de los números y las finanzas puede parecer complicado y abrumador, pero no te preocupes. Te guiaré paso a paso, utilizando ejemplos prácticos y lenguaje sencillo. Al final de este módulo, tendrás las herramientas necesarias para manejar tus finanzas de manera eficiente y tomar decisiones informadas para tu negocio de uñas.

1. ¿Por qué son importantes las finanzas?

- **Empoderamiento financiero**: entender tus finanzas te da control sobre tu negocio y tu vida.
- **Toma de decisiones**: te ayuda a tomar decisiones informadas sobre gastos, inversiones y precios.
- **Crecimiento sostenible**: gestionar bien tus finanzas te permite crecer y prosperar a largo plazo.

2. Conceptos básicos de finanzas

- **Ingresos**: todo el dinero que entra en tu negocio. Ejemplos: pagos de clientes por servicios de uñas, venta de productos.
- **Gastos**: todo el dinero que sale de tu negocio. Ejemplos: alquiler del local, compra de materiales, pago de salarios.

- **Beneficio**: la diferencia entre tus ingresos y gastos. Beneficio = Ingresos - Gastos.

3. Registro de ingresos y gastos

- **Importancia del registro:** llevar un registro detallado te ayuda a entender cómo se mueve el dinero en tu negocio.
- Métodos Simples:
    - **Cuaderno de registro**: anota diariamente tus ingresos y gastos en un cuaderno.
    - **Hojas de cálculo**: usa programas como Excel o Google Sheets para llevar un registro digital.
    - **Aplicaciones de gestión financiera**: hay muchas aplicaciones gratuitas que pueden ayudarte a llevar un control más organizado.

4. Presupuesto básico

- **¿Qué es un presupuesto?** Es una planificación de tus ingresos y gastos para un período específico (mensual, trimestral, anual).
- ¿Cómo crear un presupuesto?
    - **Estima tus ingresos**: basado en tu historial de ingresos, estima cuánto dinero esperas ganar.

- o **Lista tus gastos**: enumera todos los gastos que esperas tener.
- o **Ajusta**: si tus gastos son mayores que tus ingresos, busca áreas donde puedas recortar gastos.

5. Control de inventario

- **Importancia del inventario:** mantener un control de tus productos evita que compres en exceso o te quedes sin materiales esenciales.
- Métodos de control:
  - o **Lista de inventario:** lleva una lista de todos los productos y herramientas que usas y actualízala regularmente.
  - o **Rotación de productos:** usa primero los productos que están más cerca de su fecha de vencimiento.

6. Precios justos y competitivos

- **Costo de servicios:** calcula el costo de cada servicio, incluyendo materiales y tiempo.

Costo de Servicios

Calcular el costo de cada servicio es crucial para asegurarte de que estás cobrando lo suficiente para cubrir tus gastos y obtener un beneficio. Aquí te explico cómo puedes hacerlo paso a paso.

Pasos para calcular el costo de servicios

Identificar los materiales utilizados:

- Haz una lista de todos los materiales que usas para realizar el servicio.
- Incluye todo, desde esmaltes y limas hasta productos de limpieza.

Calcular el costo de los materiales:

- Determina el costo de cada material.
- Divide el costo total del material por la cantidad de usos que puedes obtener de él.

Calcular el costo del tiempo:

- Estima cuánto tiempo te lleva realizar el servicio.
- Determina tu tarifa por hora, considerando tus gastos generales y el beneficio que deseas obtener.

Sumar costos directos e indirectos:

- Los costos directos incluyen materiales y mano de obra.

- Los costos indirectos pueden incluir alquiler, electricidad, agua, etc. (puedes distribuirlos entre todos los servicios realizados en el mes).

Ejemplo práctico: manicura francesa

Vamos a calcular el costo de un servicio de manicura francesa.

Materiales utilizados:

- Esmalte base: $10 (para 20 usos)
- Esmalte blanco: $8 (para 20 usos)
- Esmalte transparente: $12 (para 20 usos)
- Lima: $2 (para 10 usos)
- Toallas desechables: $5 (para 50 usos)

Calcular el costo de los materiales:

- Esmalte base: $10 / 20 usos = $0.50 por uso
- Esmalte blanco: $8 / 20 usos = $0.40 por uso
- Esmalte transparente: $12 / 20 usos = $0.60 por uso
- Lima: $2 / 10 usos = $0.20 por uso
- Toallas desechables: $5 / 50 usos = $0.10 por uso
- Total de materiales: $0.50 + $0.40 + $0.60 + $0.20 + $0.10 = $1.80 por servicio

Calcular el costo del tiempo:

- Tiempo estimado: 1 hora
- Tarifa por hora: $20 (esto incluye tu salario, gastos generales y beneficio)
- Costo del tiempo: $20

Sumar costos directos e indirectos:

- Costos Directos: $1.80 (materiales) + $20 (mano de obra) = $21.80
- Costos indirectos (prorrateados): suponiendo que los costos de alquiler, electricidad, etc., sean $200 al mes y realizas 100 servicios al mes:

    - $200 / 100 = $2 por servicio

- **Costo Total del Servicio:** $21.80 (directos) + $2 (indirectos) = $23.80

Precio de venta

Para determinar el precio de venta, debes agregar tu margen de beneficio deseado. Si decides agregar un 30% de margen:

- **Margen de beneficio:** $23.80 x 0.30 = $7.14
- **Precio de venta:** $23.80 + $7.14 = $30.94 (puedes redondear a $31.00)

Resumen

- Materiales: $1.80
- Mano de obra: $20.00
- Costos indirectos: $2.00
- Costo total: $23.80
- Precio de venta con margen de beneficio: $31.00

Solicita tu table de excel con el qr

Investiga cuánto cobran otros salones en tu área para servicios similares. A su vez, considera el valor añadido que ofreces (experiencia, calidad, ambiente) al establecer tus precios.

7. Ahorro y emergencias

- **Importancia del ahorro:** tener ahorros te prepara para imprevistos y te da estabilidad.
- ¿Cómo ahorrar?
  - **Fondo de emergencia:** destina un porcentaje de tus ingresos mensuales a un fondo de emergencia.
  - **Ahorro regular:** establece metas de ahorro y revisa tu progreso regularmente.

8. Ejercicios prácticos

- **Registro de un mes:** practica llevando un registro detallado de tus ingresos y gastos durante un mes.
- **Crear un presupuesto:** desarrolla un presupuesto mensual basado en tus ingresos y gastos estimados.
- **Análisis de precios:** realiza un análisis de costos para tus servicios y ajusta tus precios si es necesario.

Conclusión

Entender y manejar tus finanzas no tiene que ser complicado. Con estos conceptos y herramientas, estarás mejor preparada para tomar decisiones financieras inteligentes que beneficiarán tu negocio y tu vida personal. ¡Tú puedes hacerlo!

Ejemplo de registro de ingresos y gastos

A continuación, incluyo una tabla sencilla mostrando cómo registrar ingresos y gastos.

Tabla de registro de ingresos y gastos

Fecha	Descripción	Ingreso ($)	Gasto ($)	Categoría
01/06/2024	Manicura francesa	30.00		Ingresos
01/06/2024	Compra de esmaltes		15.00	Materiales
02/06/2024	Pedicura completa	40.00		Ingresos
02/06/2024	Pago de alquiler		500.00	Alquiler
03/06/2024	Manicura y pedicura	50.00		Ingresos
03/06/2024	Publicidad en redes		25.00	Marketing
04/06/2024	Venta de productos	20.00		Ingresos
04/06/2024	Suministros varios		10.00	Materiales

Cómo leer la tabla

- **Fecha:** el día en que se registró la transacción.
- **Descripción:** una breve descripción de la transacción.
- **Ingreso ($):** el monto recibido por servicios o ventas.

- **Gasto ($):** el monto pagado por costos operativos.
- **Categoría:** la clasificación del ingreso o gasto (por ejemplo, ingresos, materiales, alquiler, marketing).

Historia de éxito: la transformación financiera de María

Esta es la historia de éxito de una manicurista que mejoró su negocio gracias a la buena gestión financiera.

María es una manicurista talentosa con una pasión por el arte de las uñas. Hace un año, su negocio estaba luchando por mantenerse a flote debido a una mala gestión financiera. María no llevaba un registro adecuado de sus ingresos y gastos, y a menudo se encontraba sin suficiente dinero para cubrir sus costos operativos.

Un día, decidió tomar control de sus finanzas y comenzó a llevar un registro diario de todas sus transacciones. Al principio, le parecía una tarea tediosa, pero pronto se dio cuenta de la diferencia que hacía. Cada noche, María se sentaba y anotaba cuánto había ganado y cuánto había gastado ese día. Utilizó una simple hoja de cálculo en su computadora para mantener todo organizado.

A medida que pasaban los meses, María empezó a notar patrones en sus gastos. Se dio cuenta de que estaba gastando demasiado en materiales que no usaba regularmente y que podía renegociar su alquiler para ahorrar dinero. También comenzó a identificar los servicios más rentables y enfocó sus esfuerzos en promocionarlos más.

Con el tiempo, María no solo estabilizó sus finanzas, sino que también empezó a ahorrar dinero para futuras inversiones en su negocio. Pudo comprar herramientas de mejor calidad y ofrecer promociones atractivas a sus clientes. Gracias a su nueva gestión financiera, el negocio de María floreció, y ella se sintió más segura y empoderada que nunca.

Hoy María comparte su historia con otras manicuristas para inspirarlas a tomar control de sus finanzas. Su mensaje es claro: con un poco de organización y perseverancia, cualquiera puede transformar su negocio y alcanzar su éxito.

Recursos adicionales

Estas herramientas y recursos te ayudarán a llevar un control financiero más efectivo y organizado en tu negocio de uñas. Espero que te sean muy útiles. Si necesitas más información o ayuda adicional, ¡no dudes en pedírmelo!

Aplicaciones

A continuación, te dejo una lista de aplicaciones fáciles de usar para la gestión financiera.

Wave

Wave es una aplicación gratuita que permite llevar la contabilidad de pequeñas empresas. Ofrece funciones para registrar ingresos y gastos, generar reportes y manejar facturas.

Características:

- Registro automático de transacciones bancarias.
- Generación de reportes financieros.
- Gestión de facturas y pagos.

QuickBooks

QuickBooks es una herramienta popular de contabilidad que facilita la gestión financiera de pequeñas empresas.

Características:

- Seguimiento de ingresos y gastos.
- Creación de facturas personalizadas.
- Reportes financieros detallados.

Expensify

Expensify es ideal para gestionar y rastrear gastos de manera simple y eficiente.

Características:

- Escaneo de recibos con la cámara del teléfono.
- Reportes de gastos automáticos.
- Integración con tarjetas de crédito y bancos.

Lecturas recomendadas

A continuación, te dejo una lista de libros y artículos sobre finanzas básicas.

Libros

- **_Padre rico, padre pobre_ de Robert Kiyosaki:** este libro ofrece una perspectiva sobre la importancia de la educación financiera y cómo gestionar el dinero de manera efectiva.
- **_El hombre más rico de Babilonia_ de George S. Clason:** este clásico de finanzas personales presenta principios financieros a través de parábolas ambientadas en la antigua Babilonia.
- **_Finanzas para emprendedores_ de Juan Ros:** este libro está dirigido a emprendedores que buscan entender y gestionar mejor las finanzas de sus negocios.

Artículos

- **_Guía básica de contabilidad para pequeñas empresas_ en Entrepreneur.com:** este artículo ofrece una introducción sencilla a la contabilidad para propietarios de pequeñas empresas.
- **_10 consejos financieros para nuevos emprendedores_ en Forbes:** este artículo da consejos prácticos para gestionar las finanzas al iniciar un negocio.

Introducción a las finanzas en el negocio de las uñas

En esta sección, te explicaré brevemente por qué es esencial para cualquier manicurista, independientemente del tamaño de su negocio, comprender los conceptos básicos de las finanzas. Se destaca la importancia de entender cómo el manejo del dinero afecta la sostenibilidad y el crecimiento del negocio. Introduzco conceptos clave como ingresos (el dinero recibido por los servicios prestados), gastos (los costos para ofrecer esos servicios), beneficios (lo que queda después de restar gastos de ingresos), flujo de caja (el movimiento de entrada y salida de dinero), y presupuesto (una previsión de ingresos y gastos futuros).

1. **Planificación y presupuesto: establecer objetivos financieros**

   - **Ejemplo**: establecimiento de metas financieras para una manicurista independiente.
   - **Contexto**: María de los Ángeles es una manicurista que trabaja desde casa y desea aumentar sus ingresos y eventualmente abrir su propio salón.

Paso 1: evaluación actual

María de los Ángeles comienza evaluando su situación financiera actual:

- **Ingresos actuales**: mensualmente, gana $1,000 en promedio.
- **Gastos recurrentes**: sus gastos (productos, utilidades, marketing) suman $300 al mes.

Paso 2: definición de metas

- **Meta a corto plazo (3 meses):** aumentar sus ingresos en un 20%, lo que significa ganar $1,200 al mes.
- **Meta a mediano plazo (1 año):** abrir un pequeño salón en una zona accesible de la ciudad.

Paso 3: estrategias para alcanzar las metas

Para la meta a corto plazo:

- **Incrementar clientes**: ofrecer bonos por consentimiento para que los clientes sientan que el servicio es algo más que uñas, o por referidos (por ejemplo, 5%).
- **Optimizar horarios**: extender el horario de servicio los fines de semana, que es cuando la mayoría de la clientela puede asistir.

Para la meta a mediano plazo:

- **Ahorro**: destinar el 20% de sus ingresos adicionales al ahorro para la inversión inicial del salón.

- **Investigación de mercado**: buscar ubicaciones ideales considerando alquiler, visibilidad y accesibilidad.

- **Planificación financiera**: consultar con un contador para planificar los aspectos financieros de la apertura del salón.

Paso 4: seguimiento y ajustes

- **Revisión mensual**: María de los Ángeles revisará su progreso cada mes para ajustar sus estrategias, evaluando la efectividad de los descuentos y el programa de fidelidad.

- **Preparación para imprevistos**: establecer un fondo pequeño para emergencias que cubra gastos imprevistos sin comprometer el ahorro para el salón.

Este enfoque paso a paso no solo permite a María de los Ángeles tener claridad en sus objetivos financieros, sino que también pone en marcha un plan concreto y realista para alcanzarlos, adaptándose según sea necesario para mantenerse en el camino hacia el éxito.

2. Crear un presupuesto

En esta sección te enseñaré cómo calcular los ingresos esperados basándose en el número promedio de clientes y el precio medio de los servicios, y cómo estimar los gastos, incluyendo costos fijos (alquiler, servicios públicos) y variables (productos de uñas, desgaste de herramientas).

Ejemplo práctico

- **Ejemplo de caso**: Pepita es una manicurista independiente
- **Contexto**: Pepita alquila un espacio en un centro de belleza para ofrecer sus servicios de manicura. Está determinando sus gastos mensuales y fijando una meta de ingresos para no solo sobrevivir, sino también prosperar económicamente.

Paso 1: determinación de gastos mensuales

Pepita realiza un inventario detallado de sus gastos fijos y variables para obtener una visión clara de sus obligaciones financieras mensuales:

- Alquiler del espacio: $400 al mes.
- **Compra de materiales**: Pepita utiliza esmaltes de calidad y otros insumos como algodón, acetona y

herramientas desechables, que le cuestan alrededor de $200 al mes.

- **Marketing**: gasta $120 mensuales en publicidad, incluyendo anuncios en redes sociales y mantenimiento de su sitio web.
- **Otros gastos**: incluyen utilidades como agua, electricidad y su parte del internet en el centro de belleza, sumando un total de $80.
- **Seguros y capacitaciones**: como profesional, Pepita paga un seguro de responsabilidad y la renovación de sus capacitaciones, lo que suma $50 al mes.
- Total de gastos mensuales: $850

Paso 2: establecimiento de meta de ingresos

Conociendo sus gastos, Pepita establece una meta de ingresos que no solo cubra estos costos, sino que también le permita una ganancia sustancial para reinvertir en su negocio y ahorrar:

- **Meta de ganancia deseada**: Pepita decide obtener una ganancia neta de al menos un 40% sobre sus gastos.

Cálculo de meta de ingresos:

- Meta de ingresos = gastos totales + 40% de Ganancia

- Meta de ingresos = $850 + ($850 * 0.40)
- Meta de ingresos = $850 + $340
- Meta de ingresos = $1,190

Pepita necesita generar al menos $1,190 cada mes para alcanzar sus objetivos financieros.

Paso 3: estrategia para alcanzar la meta de Ingresos

Para alcanzar esta meta, Pepita evalúa cuántos servicios necesita ofrecer mensualmente:

- **Precio promedio por servicio**: $30 (incluye manicura básica y diseño).

Número de servicios necesarios al mes para alcanzar la meta:

- **Servicios necesarios**: meta de ingresos / precio por servicio
- **Servicios necesarios**: $1,190 / $30 ≈ 40 servicios

Pepita necesita realizar aproximadamente 40 servicios de manicura al mes para cumplir con su meta financiera.

Paso 4: monitoreo y ajustes

Pepita se compromete a revisar sus números al final de cada mes para evaluar su progreso y hacer ajustes según sea necesario, como modificar estrategias de marketing, ajustar precios o encontrar formas de reducir costos sin comprometer la calidad.

Este caso práctico ilustra cómo una manicurista independiente como Pepita puede estructurar sus finanzas para asegurarse de que su negocio no solo sea sostenible, sino también rentable y en crecimiento.

3. Gestión de costos y precios: fijación de precios de servicios

Detalla cómo investigar el mercado local para entender los precios de la competencia y ajustarlos según la calidad y exclusividad del servicio ofrecido.

Control de gastos

Proporciona estrategias para mantener bajos los costos sin comprometer la calidad, como la compra al por mayor de suministros o la inversión en herramientas de mayor durabilidad y eficiencia.

- **Ejemplo:** análisis comparativo de los costos y beneficios de trabajar desde casa frente a operar en un salón alquilado, incluyendo todos los factores como el transporte, alquiler y utilidades.

Análisis comparativo:

trabajar desde casa VS. operar en un salón alquilado

1. Costos

Factor	Trabajar desde casa	Operar en un salón alquilado
Alquiler	No aplica (ahorro significativo)	$500 - $1,500 por mes (dependiendo de la ubicación)
Transporte	Mínimo (clientes vienen a ti)	$50 - $200 por mes (dependiendo de la distancia y frecuencia)
Utilidades	$50 - $100 por mes (incremento en el hogar)	$100 - $300 por mes (electricidad, agua, internet)
Seguro	$20 - $50 por mes	$50 - $100 por mes (seguro comercial)
Mobiliario y equipos	$500 - $1,000 (una vez)	$1,000 - $3,000 (una vez)
Marketing	$50 - $100 por mes	$50 - $100 por mes

2. Beneficios

Factor	Trabajar desde casa	Operar en un salón alquilado
Flexibilidad horaria	Alta (puedes ajustar tus horas de trabajo según tu conveniencia)	Media (depende del horario del salón y de las citas de los clientes)
Imagen profesional	Media (puede parecer menos profesional para algunos clientes)	Alta (apariencia más profesional y confiable)
Comodidad	Alta (trabajas en tu propio espacio)	Media (dependes del espacio alquilado)
Alcance de clientes	Media (limitado a tu vecindario o área cercana)	Alta (ubicación céntrica puede atraer más clientes)
Interacción social	Baja (menos interacción con otros profesionales)	Alta (mayor interacción con otros profesionales y clientes)
Crecimiento del negocio	Limitado (espacio limitado para crecer)	Alto (más espacio y posibilidades de expansión)

Ejemplo de cálculo de costos mensuales

Trabajar desde casa

Concepto	Costo ($)
Utilidades	80
Seguro	30
Mobiliario y equipos (prorrateado)	100
Marketing	75
Total Mensual	285

Operar en un salón alquilado

Concepto	Costo ($)
Alquiler	1,000
Transporte	100
Utilidades	200
Seguro	75
Mobiliario y equipos (prorrateado)	250
Marketing	75
Total Mensual	1,700

Conclusión

Ventajas de trabajar desde casa

- Ahorro significativo en costos de alquiler y transporte.
- Mayor flexibilidad horaria y comodidad.
- Menores costos operativos mensuales.

Ventajas de operar en un salón alquilado

- Imagen más profesional y confiable.
- Mayor alcance y posibilidad de atraer más clientes.
- Mayor interacción social y oportunidades de networking.
- Posibilidad de crecimiento y expansión del negocio.

Recomendaciones

- Trabajar desde casa puede ser una excelente opción si estás comenzando y deseas minimizar costos. También es ideal si valoras la flexibilidad y comodidad.
- Operar en un salón alquilado es recomendable si estás buscando una imagen más profesional, quieres atraer a un mayor número de clientes y tienes planes de expandir tu negocio.

Espero que este análisis comparativo te sea útil para tomar decisiones informadas sobre tu negocio. ¡Estoy aquí para cualquier otra cosa que necesites!

4. Registro de ingresos y gastos

Llevar un registro detallado y preciso de cada transacción financiera en tu negocio es fundamental por varias razones. No solo te ayuda a monitorear la salud financiera de tu empresa, sino que también es crucial para la preparación de impuestos y el cumplimiento de las regulaciones fiscales.

BENEFICIOS DE UN REGISTRO METICULOSO

Monitoreo de la salud del negocio:

- Seguimiento de ingresos y gastos: te permite ver claramente cuánto dinero entra y sale de tu negocio.
- Identificación de patrones: puedes identificar tendencias en tus ingresos y gastos, lo que te ayuda a tomar decisiones informadas.
- Control de efectivo: mantienes un control estricto sobre el flujo de caja, evitando sorpresas desagradables.

Preparación de impuestos:

- **Cumplimiento legal:** tener registros precisos asegura que cumplas con las regulaciones fiscales y puedas presentar tus impuestos correctamente.
- **Reducción de errores:** minimiza el riesgo de errores en tus declaraciones fiscales, lo que podría resultar en multas y sanciones.

Visualización clara de la información:

- Puedes ver de un vistazo cuánto ingresaste y cuánto gastaste cada día.

Facilidad en la preparación de reportes:

- **Balance general**: puedes preparar un balance general fácilmente sumando los ingresos y restando los gastos.
- **Estado de resultados**: te ayuda a preparar un estado de resultados mensual o anual, mostrando el beneficio neto de tu negocio.

Preparación de impuestos:

- **Declaraciones precisas**: con un registro detallado, puedes preparar tus declaraciones de impuestos con precisión, incluyendo todas las deducciones posibles.
- **Documentación adecuada**: en caso de una auditoría fiscal, tener registros meticulosos te proporciona la documentación necesaria para justificar tus ingresos y gastos.
- **Deducciones fiscales:** te permite aprovechar todas las deducciones fiscales posibles, ya que tienes toda la información necesaria bien documentada.

Ejemplo de registro meticuloso

Imaginemos que tienes un salón de uñas y estás registrando tus transacciones diarias. A continuación se muestra cómo podrías llevar un registro meticuloso de tus ingresos y gastos.

Ejemplo de registro diario

Fecha	Descripción	Ingreso ($)	Gasto ($)	Categoría
01/06/2024	Manicura francesa	30.00		Ingresos
01/06/2024	Compra de esmaltes		15.00	Materiales
02/06/2024	Pedicura completa	40.00		Ingresos
02/06/2024	Pago de alquiler		500.00	Alquiler
03/06/2024	Manicura y pedicura	50.00		Ingresos
03/06/2024	Publicidad en redes		25.00	Marketing
04/06/2024	Venta de productos	20.00		Ingresos
04/06/2024	Suministros varios		10.00	Materiales

Conclusión

Llevar un registro meticuloso de cada transacción financiera no solo te ayuda a tener una visión clara y precisa de la salud de tu negocio, sino que también es esencial para cumplir con las obligaciones fiscales. Un buen registro financiero te permite tomar decisiones informadas, optimizar tus operaciones y asegurar el éxito a largo plazo de tu negocio.

La importancia de emitir facturas y recibos

Emitir facturas y recibos no solo profesionaliza tu negocio, sino que también es fundamental para llevar un control financiero claro y cumplir con las obligaciones legales. A continuación, se destacan las razones clave para la emisión de estos documentos y se proporciona un ejemplo práctico.

Beneficios de emitir facturas y recibos

Profesionalización del negocio:

- **Imagen profesional:** emitir facturas y recibos da una imagen de seriedad y profesionalismo a tu negocio, lo que genera confianza en tus clientes.
- **Transparencia:** muestra que tu negocio opera de manera transparente y honesta, lo que es crucial

para mantener la reputación y fidelidad de los clientes.

Control financiero:

- **Registro de ingresos:** las facturas y recibos son registros formales de los ingresos generados por tu negocio, facilitando el seguimiento y análisis financiero.
- **Gestión de cobros:** te ayuda a gestionar los cobros y mantener un registro de qué clientes han pagado y qué pagos están pendientes.

Cumplimiento legal y fiscal:

- **Obligaciones fiscales:** emitir facturas te permite cumplir con las obligaciones fiscales y es esencial para la declaración de impuestos.
- **Pista de auditoría:** proporciona una pista de auditoría clara y organizada, lo que facilita cualquier revisión fiscal o auditoría.

Ejemplo práctico de factura

A continuación, se muestra un ejemplo simple de una factura que podrías emitir a tus clientes:

Factura N° 001

Detalle	Descripción
Nombre del negocio	UVitaNails
Dirección	Calle Principal, Ciudad
Teléfono	(123) 456-7890
Fecha	01/06/2024
Cliente	María Pérez
Descripción del servicio	Manicura francesa
Cantidad	1
Precio unitario	$30.00
Subtotal	$30.00
Impuestos	$3.00 (10%)
Total	$33.00
Método de pago	Tarjeta de crédito

Ejemplo práctico de recibo

A continuación, se muestra un ejemplo simple de un recibo que podrías emitir a tus clientes:

Recibo N° 001

Detalle	Descripción
Nombre del negocio	UVitaNails
Dirección	Calle Principal, Ciudad
Teléfono	(123) 456-7890
Fecha	01/06/2024
Cliente	María Pérez
Descripción del servicio	Manicura francesa
Cantidad	1
Total pagado	$33.00
Método de pago	Tarjeta de crédito
Firma	

Conclusión

Emitir facturas y recibos es una práctica esencial que ofrece múltiples beneficios para tu negocio. No solo ayuda a mantener un control financiero preciso y organizado, sino que también asegura que cumplas con las obligaciones legales y fiscales. Al profesionalizar tu negocio de esta manera, ganarás la confianza de tus clientes y facilitarás la gestión y crecimiento de tu empresa, hoy en dia existeen aplicaciones q arrojan la factura de inmediato de manera online y fisica, en mi caso uso clover para manejarb inventarios, facturas y caja diaria, entre otras actividades administrativa que me facilita esta aplicacion.

Uso de una hoja de cálculo para registrar ventas y gastos diarios

Vamos a describir cómo una manicurista puede usar una simple hoja de cálculo para registrar todas las ventas del día y los gastos incurridos, y cómo esto le ayuda a entender su rendimiento semanal.

Paso 1: crear la hoja de cálculo

1. **Abrir un programa de hoja de cálculo**: utiliza programas como Microsoft Excel, Google Sheets o cualquier otro software de hojas de cálculo.

2. **Diseñar la estructura de la hoja de cálculo**: crea columnas para la fecha, descripción, ingresos, gastos y categoría.

Ejemplo de estructura de la hoja de cálculo

Fecha	Descripción	Ingresos ($)	Gastos ($)	Categoría
01/06/2024	Manicura francesa	30.00		Ingresos
01/06/2024	Compra de esmaltes		15.00	Materiales
02/06/2024	Pedicura completa	40.00		Ingresos
02/06/2024	Pago de alquiler		500.00	Alquiler
03/06/2024	Manicura y pedicura	50.00		Ingresos
03/06/2024	Publicidad en redes		25.00	Marketing
04/06/2024	Venta de productos	20.00		Ingresos
04/06/2024	Suministros varios		10.00	Materiales

Paso 2: registrar transacciones diarias

- **Ingresar las ventas del día:** cada vez que realices un servicio, regístralo en la hoja de cálculo con la fecha, descripción del servicio y el monto recibido.

- **Registrar los gastos diarios:** cada vez que incurras en un gasto, regístralo con la fecha, descripción y el monto pagado.

Paso 3: utilizar fórmulas para calcular totales

- **Calcular totales diarios:** utiliza fórmulas para sumar los ingresos y los gastos de cada día. Por ejemplo, para sumar los ingresos, usa la fórmula =SUM(C2:C8) si los ingresos están en la columna C y las filas 2 a 8.
- **Calcular totales semanales:** al final de cada semana, suma los ingresos y los gastos para obtener los totales semanales. Puedes utilizar la misma fórmula ajustando el rango de celdas según los datos de la semana.

Ejemplo de resultados semanales

Descripción	Total Semanal ($)
Ingresos Totales	140.00
Gastos Totales	550.00
Beneficio Neto	-410.00

Paso 4: análisis del rendimiento semanal

- **Revisar los totales semanales:** al final de la semana, revisa los totales para ver cuánto ganaste y cuánto gastaste.
- **Entender el beneficio neto:** resta los gastos totales de los ingresos totales para calcular el beneficio neto. Un beneficio neto positivo indica ganancias, mientras que un negativo indica pérdidas.

Ejemplo de análisis

Descripción	Total semanal ($)
Ingresos Totales	140.00
Gastos Totales	550.00
Beneficio Neto	-410.00

En este ejemplo, la manicurista puede ver que sus gastos fueron significativamente mayores que sus ingresos durante la semana, resultando en una pérdida de $410. Esto le indica que necesita revisar sus gastos y posiblemente ajustar sus precios o buscar formas de atraer más clientes.

Conclusión

Llevar un registro detallado de las ventas diarias y los gastos en una hoja de cálculo ayuda a la manicurista a:

- **Monitorear la salud financiera:** ver claramente los ingresos y gastos.
- **Tomar decisiones informadas:** ajustar precios, reducir gastos innecesarios o implementar nuevas estrategias de marketing.
- **Prepararse para impuestos:** tener un registro organizado facilita la declaración de impuestos.

Este método simple pero efectivo proporciona una visión clara del rendimiento semanal del negocio, permitiendo realizar ajustes necesarios para mejorar la rentabilidad y sostenibilidad del negocio.

5. Flujo de Caja

Entender el flujo de caja

Concepto de flujo de caja

El flujo de caja, también conocido como cash flow, se refiere al movimiento de dinero dentro y fuera de tu negocio. Es una medida de la liquidez de tu empresa, mostrando cuánto efectivo tienes disponible en un momento determinado. El flujo de caja se divide en dos categorías principales:

- **Flujo de caja entrante:** todo el dinero que entra en tu negocio, principalmente a través de ventas de servicios y productos.
- **Flujo de caja saliente:** todo el dinero que sale de tu negocio para pagar gastos operativos como alquiler, salarios, materiales y otros costos.

Importancia del flujo de caja positivo

Tener un flujo de caja positivo, donde el dinero que entra es mayor que el que sale, es fundamental por varias razones:

- **Sostenibilidad del negocio:** un flujo de caja positivo asegura que tu negocio tiene suficiente efectivo para cubrir todos sus gastos operativos. Esto incluye el pago de facturas, salarios y otras obligaciones financieras.
- **Prevención de problemas financieros:** evitar un déficit de efectivo es crucial para mantener el negocio funcionando sin interrupciones. Si gastas más de lo que ganas, podrías enfrentar dificultades para pagar a tus proveedores o empleados, lo que podría llevar a problemas serios.
- **Capacidad de inversión:** con un flujo de caja positivo, puedes reinvertir en tu negocio, mejorando tus instalaciones, comprando mejores materiales o invirtiendo en marketing para atraer más clientes.

- **Manejo de emergencias:** tener efectivo disponible te permite enfrentar imprevistos, como reparaciones urgentes o fluctuaciones en la demanda, sin comprometer la estabilidad de tu negocio.

Ejemplo práctico de flujo de caja

Vamos a ver un ejemplo práctico para clarificar cómo calcular y analizar el flujo de caja.

Registro de flujo de caja

Fecha	Descripción	Flujo de caja entrante ($)	Flujo de caja saliente ($)	Saldo ($)
01/06/2024	Manicura francesa	30.00		30.00
01/06/2024	Compra de esmaltes		15.00	15.00
02/06/2024	Pedicura completa	40.00		55.00
02/06/2024	Pago de alquiler		500.00	-445.00
03/06/2024	Manicura y pedicura	50.00		-395.00
03/06/2024	Publicidad en redes		25.00	-420.00
04/06/2024	Venta de productos	20.00		-400.00
04/06/2024	Suministros varios		10.00	-410.00

Análisis del flujo de caja

Descripción	Valor ($)
Flujo de caja entrante total	140.00
Flujo de caja saliente total	550.00
Saldo final	-410.00

En este ejemplo, el negocio tiene un saldo negativo al final del período, lo que indica que los gastos superaron los ingresos. Esto podría llevar a problemas financieros si no se aborda a tiempo.

Cómo mejorar el flujo de caja

- **Aumentar ingresos:** incrementa tus esfuerzos de marketing para atraer más clientes. Ofrece promociones y descuentos para aumentar las ventas. Expande tus servicios para incluir opciones más rentables.
- **Reducir gastos:** revisa tus gastos operativos y busca áreas donde puedas reducir costos sin afectar la calidad. Negocia mejores términos con proveedores para obtener descuentos o condiciones de pago más favorables.
- **Gestión eficiente del efectivo:** mantén un registro diario de tus ingresos y gastos. Planifica tus pagos de manera que coincidan con tus flujos de ingresos para evitar déficits.

Conclusión

Entender y gestionar el flujo de caja es esencial para la salud financiera de tu negocio. Asegurarte de que haya más dinero entrando que saliendo te permite mantener la sostenibilidad, invertir en el crecimiento y enfrentar imprevistos sin comprometer la estabilidad de tu negocio. Llevar un registro meticuloso y analizar regularmente tu flujo de caja te ayudará a tomar decisiones informadas y a mantener tu negocio en buen camino.

Planificación de flujo de caja positivo

Asegurar un flujo de caja positivo es esencial para la salud financiera de tu negocio. Aquí hay algunas tácticas que puedes utilizar para mantener un flujo de caja estable y saludable:

Tácticas para un flujo de caja positivo

1. Pedir depósitos en reservaciones:
   - **Descripción**: solicita un depósito no reembolsable al momento de realizar una reservación. Esto asegura que los clientes se comprometan y también proporciona un ingreso inicial antes de la prestación del servicio.
   - **Beneficio**: reduce las cancelaciones de última hora y mejora el flujo de caja anticipado.
2. Ofrecer promociones en momentos de baja actividad:

- **Descripción:** ofrece descuentos o promociones especiales durante las temporadas de baja demanda para atraer clientes.
- **Beneficio:** aumenta el volumen de negocios durante los periodos más tranquilos, manteniendo un flujo de caja constante.

3. Gestión de inventario:

- **Descripción:** compra solo los materiales que necesitas y controla el inventario para evitar excedentes y desperdicios.
- **Beneficio:** reduce los costos de almacenamiento y mejora la eficiencia del uso de recursos.

4. Planificación para temporadas festivas:

- **Descripción:** anticipa las temporadas de alta demanda, como las fiestas navideñas, y ajusta tu capacidad de servicio y stock en consecuencia.
- **Beneficio:** maximiza los ingresos durante los picos de demanda y asegura que puedas atender a más clientes sin problemas.

Ejemplo de flujo de caja mensual proyectado

Vamos a ilustrar un escenario donde una manicurista proyecta su flujo de caja mensual, incluyendo la preparación para épocas festivas.

Proyección de flujo de caja mensual

Concepto	Enero ($)	Febrero ($)	Marzo ($)	Abril ($)	Mayo ($)	Junio ($)
Ingresos:						
Servicios	1,500	1,200	1,500	1,400	1,600	1,700
Depósitos de reservas	300	250	350	300	400	450
Promociones	200	150	200	180	220	230
Total Ingresos:	2,000	1,600	2,050	1,880	2,220	2,380

Gastos:						
Alquiler	500	500	500	500	500	500
Materiales	300	250	300	280	320	350
Publicidad/ promociones	100	80	120	110	130	140
Sueldos	600	600	600	600	600	600
Utilidades	100	100	100	100	100	100
Total gastos:	1,600	1,530	1,620	1,590	1,650	1,690
Flujo de Caja neto:	400	70	430	290	570	690

Preparación para épocas festivas

1. Aumento de capacidad:

- **Descripción:** durante diciembre, la manicurista anticipa un aumento en la demanda debido a las fiestas navideñas. Contrata personal adicional temporalmente y aumenta el stock de materiales.

- Proyección de ingresos y gastos:
    - o   Ingresos: $3,000.
    - o   **Gastos:** $2,000 (incluyendo salarios adicionales y materiales).

2. Promociones especiales:

- **Descripción:** ofrece paquetes de servicios especiales para las fiestas, lo que atrae más clientes y aumenta el ticket promedio.
- Ingresos adicionales proyectados: $500

Resumen

Descripción	Valor ($)
Ingresos totales proyectados (diciembre)	3,500
Gastos totales proyectados (diciembre)	2,000
Flujo de caja neto (diciembre)	1,500

Conclusión

Planificar y proyectar el flujo de caja mensual permite a la manicurista anticipar y prepararse para las fluctuaciones en la demanda, asegurando un flujo de caja saludable. Tácticas como pedir depósitos en reservaciones y ofrecer promociones en momentos de baja actividad ayudan a mantener la estabilidad financiera del negocio. Con una planificación adecuada, es posible maximizar los ingresos durante los picos de demanda y gestionar eficientemente los recursos durante todo el año.

6. Preparación para impuestos

La preparación adecuada para cumplir con las obligaciones tributarias es esencial para mantener tu negocio en regla y evitar sanciones. A continuación, se describen los principales tipos de impuestos que podrían aplicarse a tu negocio de uñas y las responsabilidades asociadas a cada uno.

OBLIGACIONES TRIBUTARIAS

1. Impuesto sobre la renta (ISR)

- **Descripción:** el ISR es un tributo que se paga sobre las ganancias netas del negocio. Es decir, sobre los ingresos totales menos los gastos deducibles.

- Responsabilidades:
  - **Cálculo del ISR:** debes calcular las ganancias netas anuales de tu negocio y aplicar la tasa de impuesto correspondiente.
  - **Declaración anual:** presentar una declaración anual de impuestos donde reportas todos tus ingresos, gastos y el cálculo del impuesto.
  - **Pagos provisionales:** en algunos casos, puede ser necesario realizar pagos provisionales trimestrales o mensuales sobre el estimado de tus ganancias.

2. Impuesto al valor agregado (IVA)

- **Descripción:** el IVA es un impuesto que se aplica al valor añadido en cada etapa de producción y comercialización de bienes y servicios. Como negocio de uñas, debes cobrar este impuesto a tus clientes y luego pagarlo al gobierno.
- Responsabilidades:
  - **Cobro del IVA:** añadir el porcentaje del IVA a los precios de tus servicios y productos.
  - **Declaración y pago:** presentar declaraciones periódicas (mensuales o trimestrales) donde reportas el IVA

cobrado a los clientes y el IVA pagado a los proveedores.

- o **Crédito fiscal:** puedes deducir el IVA que has pagado en tus compras y gastos de negocio del IVA que has cobrado a tus clientes.

3. Impuestos locales y municipales:

- **Descripción:** además de los impuestos nacionales, tu negocio podría estar sujeto a impuestos locales o municipales, como impuestos sobre actividades comerciales o impuestos de licencia.
- Responsabilidades:
  - o **Licencias y permisos:** obtener las licencias y permisos necesarios para operar legalmente tu negocio en tu localidad.
  - o **Pagos y declaraciones:** presentar y pagar cualquier impuesto local requerido, siguiendo las regulaciones de tu municipio.

Introducción

Prepararse adecuadamente para cumplir con las obligaciones tributarias es esencial para cualquier negocio, incluyendo un salón de uñas. A continuación, se presenta un ejemplo práctico que muestra cómo una manicurista en Nueva York puede organizar sus finanzas y prepararse para declarar impuestos.

Datos del Negocio

- Nombre del Negocio: UVitaNails
- Propietaria: UVita
- **Ubicación**: Nueva York, NY
- **Tipo de Negocio**: Servicios de manicura y pedicura
- Ingreso Mensual Promedio: $5,000
- Gastos Mensuales Promedio: $2,000
- Número de Empleados: 1 (asistente)
- **Periodo Fiscal**: Anual (enero - diciembre)

Pasos para la Preparación de Impuestos

1. **Registro de Ingresos y Gastos**
   Mantén un registro detallado de todos los ingresos y gastos utilizando un software de contabilidad o una

hoja de cálculo.

Ejemplo de Registro de Ingresos y Gastos (Mensual):

Fecha	Descripción	Ingresos ($)	Gastos ($)
01/06/2024	Servicios de Manicura	3,000	
05/06/2024	Servicios de Pedicura	2,000	
10/06/2024	Compra de Suministros		500
15/06/2024	Pago de Renta		1,000
20/06/2024	Pago de Asistente		500
Total Mensual		5,000	2,000

2. **Mantener Documentación Adecuada**

   Guarda todos los recibos, facturas y comprobantes de pago relacionados con el negocio. Esta documentación es crucial para respaldar las deducciones y créditos fiscales en caso de una auditoría.

3. **Cálculo de Impuestos Estimados**

   Basándose en el ingreso neto (ingresos menos gastos), UVita puede calcular los impuestos estimados que deberá pagar. En este caso, el ingreso neto mensual es de $3,000 ($5,000 - $2,000).

Ejemplo de Cálculo Anual:

- o **Ingreso Neto Anual**: $3,000 x 12 = $36,000
- o Tasa de Impuesto Aproximada: 15%
- o **Impuesto Estimado Anual**: $36,000 x 0.15 = $5,400

4. **Cálculo del Impuesto sobre las Ventas**

En Nueva York, el impuesto sobre las ventas es del 8.875% en la ciudad de Nueva York.

Ejemplo de Cálculo del Impuesto sobre las Ventas:

- o Costo del Servicio de Manicura: $50
- o Costo de Productos Vendidos: $20
- o **Impuesto sobre $50**: $50 x 0.08875 = $4.44
- o **Impuesto sobre $20**: $20 x 0.08875 = $1.78
- o **Total de Impuestos**: $4.44 + $1.78 = $6.22
- o Monto Total a Cobrar al Cliente: $70 + $6.22 = $76.22

5. **Deducciones y Créditos Fiscales**

Identifica las deducciones y créditos fiscales aplicables, como gastos de suministros, renta, salarios, y otros costos relacionados con el negocio.

Ejemplo de Deducciones:

- ○ Suministros: $500/mes x 12 = $6,000/año
- ○ Renta: $1,000/mes x 12 = $12,000/año
- ○ Salarios: $500/mes x 12 = $6,000/año

6. **Presentación de Declaraciones**

UVita debe presentar las declaraciones de impuestos correspondientes. En Estados Unidos, esto incluye el formulario 1040 con el Anexo C para ingresos de negocios.

7. **Consultoría con un Profesional**

Para asegurarse de cumplir con todas las regulaciones y maximizar las deducciones, UVita puede consultar a un contador o asesor fiscal.

Conclusión

Prepararse para cumplir con las obligaciones tributarias implica una planificación y organización cuidadosa. Al seguir estos pasos, UVita puede asegurarse de que su negocio de manicura esté en cumplimiento con las leyes fiscales y evite problemas futuros.

Beneficios de contratar a un contador

Contratar a un contador puede ser una decisión clave para el éxito y la tranquilidad financiera de tu negocio, especialmente en la gestión de la complejidad de las obligaciones fiscales y la planificación financiera. A continuación, se detallan algunos de los beneficios de contar con un profesional en contabilidad.

1. Experiencia y conocimiento técnico:

- **Descripción:** los contadores tienen la formación y el conocimiento técnico necesarios para manejar todos los aspectos de la contabilidad y las finanzas.
- **Beneficio:** pueden identificar deducciones y créditos fiscales que podrías pasar por alto, optimizando tus declaraciones de impuestos.

2. Ahorro de tiempo:

- **Descripción:** llevar la contabilidad y preparar los impuestos puede ser una tarea que consume mucho tiempo.
- **Beneficio:** delegar estas tareas a un contador te permite enfocarte en otras áreas de tu negocio, como la atención al cliente y la expansión de servicios.

3. Precisión y cumplimiento legal:

- **Descripción:** los contadores están actualizados con las últimas leyes y regulaciones fiscales.
- **Beneficio:** aseguran que todas tus declaraciones sean precisas y cumplan con la normativa vigente,

reduciendo el riesgo de errores y posibles sanciones.

4. Planificación financiera estratégica:

- **Descripción:** los contadores pueden ayudarte a planificar financieramente, estableciendo presupuestos y proyecciones para el futuro.
- **Beneficio:** te ayudan a tomar decisiones informadas sobre inversiones y crecimiento del negocio.

5. Asesoramiento personalizado:

- **Descripción:** un contador puede ofrecer asesoramiento personalizado adaptado a las necesidades específicas de tu negocio.
- **Beneficio:** recibes orientación sobre cómo mejorar la eficiencia operativa y maximizar la rentabilidad

Ejemplo: Manejo de Obligaciones Fiscales en un Salón de Uñas en Nueva York

Introducción

Supongamos que tienes un salón de uñas llamado UVitaNails en la ciudad de Nueva York con 5 empleados. A continuación, se describe cómo un contador puede ayudarte a manejar las obligaciones fiscales anuales, incluyendo el cálculo de deducciones y créditos aplicables.

Datos del Negocio

Nombre del Negocio: UVitaNails

Ubicación: Nueva York, NY

Número de Empleados: 5

Ingreso Mensual Promedio: $15,000

Gastos Mensuales Promedio: $8,000

Periodo Fiscal: Anual (enero - diciembre)

Pasos para el Manejo de Obligaciones Fiscales

Registro de Ingresos y Gastos

Mantén un registro detallado de todos los ingresos y gastos utilizando un software de contabilidad o una hoja de cálculo. Esto incluye:

Ingresos: Servicios de manicura, pedicura y venta de productos.

Gastos: Salarios, alquiler, suministros, servicios públicos, seguros, marketing, entre otros.

Ejemplo de Registro de Ingresos y Gastos (Mensual):

Fecha	Descripción	Ingresos ($)	Gastos ($)
01/06/2024	Servicios de Manicura		7,000
05/06/2024	Servicios de Pedicura		6,000
10/06/2024	Venta de Productos		
15/06/2024	Compra de Suministros		2,500
20/06/2024	Pago de Renta		
25/06/2024	Pago de Salarios		
Total Mensual		15000	8000

Cálculo de Impuestos sobre las Ventas

En Nueva York, el impuesto sobre las ventas es del 8.875% en la ciudad de Nueva York.

Ejemplo de Cálculo del Impuesto sobre las Ventas:

Costo del Servicio de Manicura: $50

Costo de Productos Vendidos: $20

Impuesto sobre $50: $50 x 0.08875 = $4.44

Impuesto sobre $20: $20 x 0.08875 = $1.78

Total de Impuestos: $4.44 + $1.78 = $6.22

Monto Total a Cobrar al Cliente: $70 + $6.22 = $76.22

Deducciones y Créditos Fiscales

El contador puede ayudarte a identificar y aplicar deducciones y créditos fiscales que pueden reducir tu carga tributaria.

Ejemplo de Deducciones:

Suministros: $2,500/mes x 12 = $30,000/año

Renta: $3,000/mes x 12 = $36,000/año

Salarios: $2,500/mes x 12 = $30,000/año

Servicios Públicos: $500/mes x 12 = $6,000/año

Marketing: $1,000/mes x 12 = $12,000/año

Pago de Impuestos sobre Nómina

Además del impuesto sobre las ventas, debes pagar impuestos sobre nómina para tus empleados, que incluyen el Seguro Social, Medicare y el seguro de desempleo, esto aplica segun el formulario de pago que acuerdes con el colaborador.

Ejemplo de Cálculo de Impuestos sobre Nómina:

Salario Mensual Total: $2,500/empleado x 5 = $12,500

Impuestos sobre Nómina (aprox. 15%): $12,500 x 0.15 = $1,875/mes

Impuestos sobre Nómina Anual: $1,875 x 12 = $22,500

Preparación y Presentación de Declaraciones

El contador preparará y presentará las declaraciones de impuestos estatales y federales. En Estados Unidos, esto incluye:

Formulario 1040 con el Anexo C para ingresos de negocios.

Formularios 941 y 940 para reportar impuestos sobre nómina.

Formularios estatales y locales según corresponda.

Emisión de Formulario 1099

Si trabajas con contratistas independientes, debes emitirles un formulario 1099-NEC para reportar los pagos hechos a ellos durante el año fiscal. Este formulario es necesario si pagas $600 o más a un contratista en un año fiscal.

Formulario 1099-NEC:

Información Requerida:

Nombre, dirección y número de identificación fiscal del contratista.

Monto total pagado al contratista durante el año.

Plazo:

Debe ser enviado al contratista antes del 31 de enero del año siguiente al año fiscal.

Debe ser presentado al IRS antes del 31 de enero.

Consultoría y Planificación Fiscales

El contador puede proporcionarte asesoramiento sobre cómo optimizar tu estructura fiscal, incluyendo la posibilidad de elegir una entidad comercial diferente (por ejemplo, una LLC o S-Corp) para beneficios fiscales adicionales.

Conclusión

Manejar las obligaciones fiscales de un salón de uñas en Nueva York implica una planificación cuidadosa y un registro detallado de ingresos y gastos. Con la ayuda de un contador, puedes asegurarte de cumplir con todas las regulaciones fiscales, aprovechar deducciones y créditos aplicables, y evitar problemas con el IRS y las autoridades fiscales estatales.

Fuentes

IRS

New York Department of Taxation and Finance

Avalara

Tax-Rates.org

Formulario 1099-NEC

Puedes encontrar y descargar el formulario 1099-NEC en el sitio web del IRS: Formulario 1099-NEC.

Conclusión

Contratar a un contador puede ser extremadamente beneficioso para tu negocio, especialmente en el manejo de la complejidad de las declaraciones de impuestos y la planificación financiera. Un contador no solo garantiza el cumplimiento legal y la precisión en tus declaraciones, sino que también ofrece asesoramiento estratégico para mejorar la rentabilidad y el crecimiento de tu negocio. Considera esta opción para asegurarte de que tu negocio de uñas esté bien gestionado y preparado para el éxito a largo plazo.

7. Expansión y reinversión: cuándo y cómo expandirse

Expandir tu negocio de uñas puede ser una excelente manera de aumentar tus ingresos y crecer profesionalmente. Sin embargo, la expansión debe basarse en un análisis cuidadoso de la demanda del mercado y la capacidad financiera de tu negocio. Aquí exploramos cómo y cuándo una manicurista debe considerar expandir su negocio.

¿Cuándo considerar la expansión?

1. Demanda consistente y creciente:

- **Señales:** si tu agenda está siempre llena, tienes una lista de espera y recibes muchas referencias de clientes actuales.
- **Análisis:** realiza un análisis de mercado para confirmar que la demanda es sostenible y no solo un pico temporal.

2. Capacidad financiera sólida:

- **Señales:** tienes un flujo de caja positivo constante y ahorros suficientes para cubrir los costos iniciales de la expansión.
- **Análisis:** revisa tus estados financieros para asegurarte de que puedes manejar los costos adicionales sin poner en riesgo la estabilidad de tu negocio actual.

3. Espacio insuficiente:

- **Señales:** tu actual local se está quedando pequeño y no puedes atender a todos los clientes que lo desean.
- **Análisis:** evalúa la posibilidad de mudarte a un espacio más grande o abrir una segunda ubicación.

4. Oportunidades de mercado:

- **Señales:** identificas nuevas tendencias en el mercado o tienes la oportunidad de ofrecer nuevos servicios que tus competidores aún no ofrecen.
- **Análisis:** investiga estas oportunidades y desarrolla un plan para integrarlas en tu negocio.

Cómo expandirse

1. Planificación estratégica:

- **Descripción:** desarrolla un plan de negocio detallado que incluya tus objetivos de expansión, el análisis de mercado, la estructura financiera y el cronograma de implementación.
- **Beneficio:** te proporciona una hoja de ruta clara y asegura que todas las partes del negocio estén alineadas con la expansión.

2. Financiación adecuada:

- **Descripción:** asegúrate de tener suficiente capital para financiar la expansión. Esto puede incluir ahorros, préstamos bancarios o inversiones.
- **Beneficio:** garantiza que tengas los recursos necesarios para cubrir los costos iniciales y 3. operar de manera efectiva.

3. Capacitación y contratación:

- **Descripción:** contrata personal adicional y asegúrate de que estén bien capacitados para mantener la calidad del servicio.
- **Beneficio:** permite escalar tus operaciones sin comprometer la calidad y satisfacción del cliente.

4. Marketing y promoción:

- **Descripción:** desarrolla una estrategia de marketing para promocionar tu expansión. Esto puede incluir publicidad en redes sociales, promociones especiales y eventos de inauguración.
- **Beneficio:** atrae nuevos clientes y asegúrate de que la comunidad esté al tanto de tus servicios ampliados.

Ejemplo práctico: expansión de un salón de uñas

Datos del negocio:

- Ingresos mensuales actuales: $10,000
- Gastos mensuales actuales: $7,000
- Beneficio neto mensual: $3,000
- Ahorros para expansión: $15,000

Señales de expansión:

- **Demanda:** siempre tienes una lista de espera de clientes y recibes muchas referencias.
- **Espacio:** tu actual local está completamente ocupado durante las horas pico.
- **Capacidad financiera:** tienes un flujo de caja positivo y ahorros suficientes para cubrir los costos iniciales.

Plan de expansión:

1. **Objetivo:** abrir una segunda ubicación en una zona de alta demanda.
2. **Análisis de mercado:** la nueva ubicación tiene poca competencia y una gran población interesada en servicios de uñas.
3. **Financiación:** utilizar los ahorros y un pequeño préstamo bancario de $10,000.
4. **Contratación:** contratar a dos nuevas manicuristas y un recepcionista.
5. **Marketing:** lanzar una campaña de marketing en redes sociales y realizar un evento de inauguración con descuentos especiales.

Proyección financiera:

- Ingresos mensuales proyectados (nueva ubicación): $8,000
- Gastos mensuales proyectados (nueva ubicación): $6,000
- Beneficio neto mensual (nueva ubicación): $2,000
- **Beneficio neto combinado:** $3,000 (actual) + $2,000 (nueva) = $5,000

Conclusión

Expandir tu negocio de uñas puede ser una excelente oportunidad para aumentar tus ingresos y crecer profesionalmente. Sin embargo, es fundamental basar la expansión en un análisis cuidadoso de la demanda del mercado y la capacidad financiera de tu negocio. Con una planificación estratégica, financiación adecuada, capacitación y una sólida estrategia de marketing, puedes asegurar una expansión exitosa y sostenible.

La importancia de reinvertir en tu negocio

Reinvertir en tu negocio es una estrategia clave para mantener la competitividad y fomentar el crecimiento a largo plazo. Mejorar el equipamiento, la formación del personal y la decoración puede atraer a más clientes y aumentar su retención. A continuación, exploramos cómo y por qué deberías considerar la reinversión en estas áreas.

1. Mejora del equipamiento

¿Por qué es importante?

- **Eficiencia operativa:** los equipos modernos y bien mantenidos pueden aumentar la eficiencia operativa, permitiéndote atender a más clientes en menos tiempo.
- **Calidad del servicio:** un mejor equipamiento asegura que puedas ofrecer servicios de alta calidad, lo que resulta en mayor satisfacción del cliente.

¿Cómo reinvertir?

- **Evaluación regular:** revisa regularmente el estado de tus herramientas y equipos. Reemplaza o mejora aquellos que estén desgastados o desactualizados.
- **Inversión en tecnología:** considera invertir en tecnología avanzada, como sistemas de gestión de citas y pagos, para mejorar la experiencia del cliente y la eficiencia operativa.

2. Formación del personal

¿Por qué es importante?

- **Habilidades actualizadas:** la industria de las uñas está en constante evolución. La formación continua asegura que tu personal esté al día con las últimas técnicas y tendencias.
- **Satisfacción del cliente:** un personal bien capacitado puede ofrecer un servicio superior, aumentando la satisfacción y fidelidad del cliente.

¿Cómo reinvertir?

- **Cursos y talleres:** inscribe a tu personal en cursos y talleres de formación. Esto no solo mejora sus habilidades, sino que también los motiva y los hace sentir valorados.
- **Certificaciones:** fomenta que obtengan certificaciones profesionales que añadan credibilidad y profesionalismo a tu negocio.

3. Decoración y Ambiente del Salón

¿Por qué es importante?

- **Primera impresión:** la decoración y el ambiente de tu salón son las primeras cosas que los clientes notan. Un ambiente agradable y profesional puede atraer a nuevos clientes y hacer que los actuales regresen.

- **Experiencia del cliente:** un espacio bien decorado y acogedor mejora la experiencia del cliente, haciéndolo sentir cómodo y relajado.

¿Cómo reinvertir?

- **Renovaciones periódicas:** realiza renovaciones periódicas para mantener tu salón moderno y atractivo. Esto puede incluir desde una nueva capa de pintura hasta una remodelación completa.
- **Detalles estéticos:** añade detalles estéticos como plantas, arte en las paredes y una decoración temática para crear un ambiente único y acogedor.

Ejemplo práctico: UN salón de uñas reinvierte en equipamiento, formación y decoración

Datos del negocio:

- Ingresos anuales: $100,000
- Porcentaje de reinvención propuesto: 10%

Plan de reinvención:

1. Mejora del equipamiento:
   a. Presupuesto: $3,000
   b. **Acciones:** comprar nuevas lámparas de uñas y actualizar las herramientas de trabajo.
2. Formación del personal:
   a. Presupuesto: $5,000
   b. **Acciones:** inscribir al personal en cursos avanzados de técnicas de uñas y obtener certificaciones.
3. Decoración y ambiente:
   a. Presupuesto: $2,000
   b. **Acciones:** renovar la decoración del salón, añadir elementos decorativos y mejorar el área de recepción.

Beneficios esperados

1. **Aumento de clientes:** un salón más atractivo y un personal mejor capacitado atraerán a nuevos clientes.
2. **Retención de clientes:** la mejora en la calidad del servicio y el ambiente agradable aumentarán la satisfacción del cliente y su lealtad.

3. **Mayor eficiencia:** equipos modernos permitirán una atención más rápida y eficiente, aumentando la capacidad de servicio del salón.

Conclusión

Reinvertir en tu negocio es esencial para mantenerlo competitivo y en crecimiento. Mejorar el equipamiento, formar continuamente a tu personal y mantener una decoración atractiva son inversiones que pueden resultar en un aumento significativo en la atracción y retención de clientes. Considera destinar una parte de tus ingresos anuales a estas áreas para asegurar el éxito y la sostenibilidad a largo plazo de tu negocio.

La exitosa historia de Juliet: de trabajar en casa a dirigir un salón exitoso con varios empleados

Comienzos en casa

Juliet comenzó su carrera como manicurista trabajando sola desde la comodidad de su hogar. Con una pequeña inversión inicial en herramientas y productos básicos, empezó a ofrecer sus servicios a amigas y familiares. Su talento y dedicación rápidamente se hicieron notar, y su clientela comenzó a crecer de boca en boca.

Primera fase de reinvención: equipamiento

Con los ingresos generados, Juliet decidió reinvertir una parte significativa en mejorar su equipamiento. Compró nuevas lámparas UV, una variedad más amplia de esmaltes de alta calidad y herramientas profesionales. Esta inversión no solo mejoró la calidad de sus servicios, sino que también aumentó la eficiencia, permitiéndole atender a más clientes en menos tiempo.

Segunda fase de reinvención: formación del personal

A medida que su negocio crecía, Juliet reconoció la importancia de estar actualizada con las últimas tendencias y técnicas en la industria de las uñas. Asistió a varios cursos avanzados y talleres, obteniendo certificaciones que añadieron credibilidad a su negocio. Esta formación continua le permitió ofrecer servicios especializados que sus competidores no podían igualar.

Expansión al salón

Gracias a su buen manejo financiero y a las reinversiones inteligentes, Juliet alcanzó un punto donde su hogar ya no era suficiente para satisfacer la demanda creciente. Decidió dar el gran paso y abrir su propio salón de uñas. Con los ahorros acumulados y un pequeño préstamo, encontró una ubicación ideal y acondicionó el espacio con una decoración moderna y acogedora.

Tercera fase de reinvención: decoración y ambiente

Juliet invirtió en crear un ambiente agradable y profesional en su nuevo salón. La decoración fue cuidadosamente seleccionada para ofrecer una experiencia relajante a sus clientes. Además, creó un área de recepción acogedora y un espacio de espera cómodo, mejorando significativamente la experiencia del cliente.

Contratación de personal

Con la apertura del salón, Juliet necesitaba ayuda para manejar la creciente cantidad de trabajo. Contrató a varias manicuristas talentosas y un recepcionista para gestionar las citas y la atención al cliente. Cada nuevo miembro del equipo fue cuidadosamente seleccionado y recibió una formación completa para asegurar que los altos estándares de calidad de Juliet se mantuvieran.

Resultados de la expansión

Gracias a sus inversiones estratégicas y a su enfoque en la calidad del servicio, el salón de Juliet se convirtió en un éxito rotundo. No solo logró atraer a una clientela fiel, sino que también recibió numerosos nuevos clientes gracias a las recomendaciones y al boca a boca positivo.

El flujo de caja del salón se mantuvo positivo gracias a la gestión eficiente de ingresos y gastos, permitiendo a

Juliet seguir reinvirtiendo en su negocio y manteniendo su competitividad en el mercado.

Conclusión

La historia de Juliet es un ejemplo inspirador de cómo la reinversión inteligente y el buen manejo financiero pueden transformar un pequeño negocio en casa en un salón de éxito con varios empleados. Su dedicación a la mejora continua, tanto en equipamiento como en formación y ambiente, demostró ser la clave para atraer y retener a sus clientes, asegurando el crecimiento y la sostenibilidad de su negocio.

Consejos finales y recursos

Para cerrar este capítulo de manera inspiradora y práctica, aquí tienes una lista de recursos financieros útiles, junto con consejos prácticos y motivacionales de manicuristas exitosas. Este enfoque integral no solo informará, sino también empoderará a las manicuristas para tomar control de las finanzas de su negocio con confianza.

RECURSOS FINANCIEROS ÚTILES

1. Software de contabilidad:

- **QuickBooks:** ideal para pequeñas empresas, ofrece seguimiento de ingresos y gastos, facturación y generación de reportes financieros.
- **Wave:** software gratuito que incluye contabilidad, facturación y recibos, especialmente diseñado para pequeñas empresas.
- **Xero:** proporciona herramientas de contabilidad en la nube con funciones de facturación y gestión de inventario.

2. Aplicaciones de gestión financiera:

- **Mint:** ayuda a gestionar el presupuesto, rastrear gastos y monitorear las cuentas financieras.
- **Expensify:** simplifica el seguimiento de gastos y la generación de reportes, ideal para negocios que necesitan gestionar múltiples transacciones.
- **FreshBooks:** ofrece contabilidad, seguimiento de tiempo y facturación, diseñado para pequeñas empresas y autónomos.

Consejos prácticos de manicuristas exitosas

1. Gestión del tiempo y la eficiencia:

Aprendí a optimizar mi tiempo usando una agenda digital para programar citas y recordatorios. Esto no solo me ayudó a ser más eficiente, sino que también mejoró la satisfacción de mis clientes. (Sofía, dueña de NailArt Studio)

2. Importancia de la formación continua:

Invertir en mi educación y la de mi equipo ha sido crucial. Nos mantenemos actualizados con las últimas tendencias y técnicas, lo que nos diferencia de la competencia. (Laura, fundadora de Beauty Nails)

3. Atención al cliente:

La clave para mantener a mis clientes es ofrecer una experiencia excepcional en cada visita. Un trato amable, escuchar sus necesidades y proporcionar un ambiente acogedor hace toda la diferencia. (María, propietaria de Glam Nails)

HISTORIAS MOTIVACIONALES

Historia de éxito de Ana

Ana comenzó su carrera como manicurista en un pequeño espacio de su casa. Con el tiempo, y gracias a su habilidad y dedicación, su clientela creció. Decidió reinvertir sus ganancias en mejor equipamiento y formación continua. Eventualmente, abrió su propio salón de uñas y contrató a un equipo de manicuristas talentosas. Hoy, Ana dirige uno de los salones más reconocidos de su ciudad, conocido por su calidad y excelente servicio al cliente.

Historia de superación de Carla

Carla enfrentó muchos desafíos al comenzar su negocio de uñas, desde la falta de recursos hasta la competencia feroz. Sin embargo, su pasión por el arte de las uñas la llevó a perseverar. Utilizó software de gestión financiera para mantener sus finanzas organizadas y asistió a varios talleres de formación. Su determinación y enfoque en la calidad la llevaron a abrir un segundo salón y convertirse en una referencia en el sector.

Conclusión inspiradora

Tomar el control de las finanzas de tu negocio es un paso crucial para el éxito y la sostenibilidad a largo plazo.

Utilizando las herramientas adecuadas, invirtiendo en tu formación y en la de tu equipo, y manteniendo un enfoque en la experiencia del cliente, puedes transformar tu negocio y alcanzar nuevas alturas. Recuerda siempre que cada desafío es una oportunidad de crecimiento y que tu pasión y dedicación son las claves para el éxito.

MÓDULO: MARKETING PARA MANICURISTAS

Introducción

¡Bienvenida al módulo de «Marketing para Manicuristas»! El marketing es la clave para dar a conocer tu negocio y atraer más clientes. No necesitas ser una experta en publicidad para tener éxito; solo necesitas entender algunos conceptos básicos y aplicarlos a tu negocio de uñas. ¡Vamos a empezar!

1. ¿Qué es el marketing?

- **Definición sencilla:** es cómo le cuentas a la gente sobre tu negocio y haces que quieran venir a ti.
- **Importancia:** te ayuda a atraer nuevos clientes, mantener a los actuales y hacer crecer tu negocio.

2. Conociendo a tu cliente ideal

- **Definición de cliente ideal:** piensa en el tipo de personas que más disfrutan y necesitan tus servicios.

Cómo Identificar a tu Cliente Ideal para un Salón de Uñas

Identificar a tu cliente ideal es crucial para el éxito de cualquier negocio. En el caso de un salón de uñas, conocer las características demográficas, intereses y necesidades de tus clientes potenciales te permitirá ofrecer servicios personalizados y mejorar tu estrategia de marketing.

Edad y Género

Para un salón de uñas, es importante determinar la edad y el género de tus clientes ideales. Por lo general, los clientes de un salón de uñas pueden incluir:

- **Mujeres Jóvenes (18-30 años)**: Estudiantes universitarias y jóvenes profesionales que buscan mantenerse a la moda y cuidar su apariencia.
- **Madres Ocupadas (30-45 años)**: Mujeres con hijos que buscan un momento de relajación y cuidado personal.
- **Mujeres Profesionales (30-50 años)**: Profesionales que necesitan mantener una apariencia pulida y profesional para su trabajo.

Intereses y Necesidades

Los intereses y necesidades de tus clientes ideales pueden variar, pero algunos puntos clave incluyen:

- **Relajación**: Clientes que buscan un momento de descanso y autocuidado.
- **Eventos Especiales**: Personas que se preparan para bodas, fiestas, y otros eventos importantes.
- **Mantenimiento Regular**: Clientes que quieren mantener sus uñas en buen estado y siempre lucir bien.

Ejemplo Práctico de Cliente Ideal

Nombre:	Laura Martínez
Edad:	35 años
Género:	Femenino
Estado Civil:	Casada
Ocupación:	Ejecutiva de Marketing
Ingresos Anuales:	$60,000
Ubicación:	Nueva York, NY

Descripción:

Laura es una mujer profesional y madre de dos hijos que vive en Nueva York. Trabaja en una empresa de marketing y tiene un horario muy ocupado. Laura valora el autocuidado y la apariencia profesional. Le gusta asistir a eventos de la empresa y ocasionalmente a cenas formales con su esposo.

Intereses y Necesidades:

1. **Relajación**: Laura visita el salón de uñas una vez al mes para relajarse y tener un tiempo para ella misma.
2. **Eventos Especiales**: Le gusta hacerse manicuras especiales antes de eventos importantes como reuniones de trabajo, bodas o cenas formales.
3. **Mantenimiento Regular**: Mantiene una rutina de manicura y pedicura para lucir profesional y bien cuidada en su trabajo.

Características Adicionales:

- Laura prefiere servicios de alta calidad y está dispuesta a pagar un poco más por una excelente atención y productos premium.
- Le gusta agendar sus citas con antelación debido a su apretada agenda.
- Busca un salón de uñas que ofrezca un ambiente tranquilo y acogedor donde pueda desconectarse del estrés diario.

Conclusión

Definir a tu cliente ideal es esencial para dirigir tus esfuerzos de marketing y adaptar tus servicios a sus necesidades específicas. En el caso de un salón de uñas, enfocar tus recursos en atraer y retener a clientes como Laura, quienes valoran el cuidado personal y buscan servicios de calidad, puede mejorar significativamente tu éxito y rentabilidad.

3. Creando tu Marca Personal

Marca Personal

Tu marca personal es la imagen y el estilo que representas con tu negocio. Es la forma en que te diferencias de la competencia y te conectas con tus clientes. Una buena marca personal te ayuda a establecer una identidad única y memorable.

Elementos de una Buena Marca

1. Nombre y Logo
   - Nombre Atractivo: Escoge un nombre que sea fácil de recordar y que refleje el espíritu de tu negocio.
   - Logo Representativo: Diseña un logo que capture la esencia de tu marca y que sea fácilmente reconocible.

2. Colores y Estilo

  - ○ Colores que Representen tu Marca: Usa colores que no solo sean atractivos para tus clientes, sino que también reflejen tu personalidad y los valores de tu negocio.
  - ○ Estilo de Diseño: Mantén un estilo de diseño coherente en todos tus materiales de marketing, desde tu sitio web hasta tus redes sociales y materiales impresos.

3. Mensaje y Valores

  - ○ Comunicación Clara: Asegúrate de que tu mensaje sea claro y conciso, explicando qué ofreces y qué te hace especial.
  - ○ Valores de Marca: Define los valores fundamentales que guían tu negocio y asegúrate de que se reflejen en cada aspecto de tu marca.

EJEMPLO PRÁCTICO: DESCRIPCIÓN DE TU MARCA

Nombre de la Marca: UVitaNails

Logo: Un logo elegante que incorpora un color morado, representando la creatividad y la sofisticación, con un diseño que combina una lima de uñas estilizada con una flor.

Colores y Estilo: La paleta de colores incluye tonos de morado, desde el más claro hasta el más oscuro, combinados con blanco y dorado para un toque de elegancia. El estilo es moderno y limpio, con líneas suaves y diseños minimalistas que transmiten profesionalismo y atención al detalle.

Mensaje y Valores:

- Mensaje: "En UVitaNails, creemos en la belleza que empodera. Ofrecemos servicios de manicura y pedicura de alta calidad, diseñados para resaltar tu mejor versión."
- Valores:
    - Calidad: Comprometidos con ofrecer los mejores productos y servicios.
    - Empoderamiento: Ayudamos a nuestros clientes a sentirse seguros y bellos.
    - Innovación: Siempre buscando las últimas tendencias y técnicas.
    - Atención Personalizada: Cada cliente recibe un trato único y especial.

Descripción de la Marca: UVitaNails representa la unión de la elegancia y la innovación en el cuidado de las uñas. Fundada por UVita, una apasionada de la belleza y el emprendimiento, UVitaNails se ha establecido como un salón de uñas que no solo ofrece servicios de alta calidad, sino que también crea una experiencia de empoderamiento para cada cliente. Con un enfoque en la atención personalizada, cada visita a UVitaNails es un momento de relajación y transformación. Nuestro uso distintivo del color morado simboliza la creatividad y la sofisticación, mientras que nuestros valores de calidad, empoderamiento e innovación nos distinguen en la industria.

Conclusión

Crear una marca personal efectiva implica mucho más que un buen logo y un nombre atractivo. Es un esfuerzo integral que incluye la elección de colores y estilos que representen tu identidad, así como la comunicación clara de tus valores y lo que te hace único. Al desarrollar una marca coherente y atractiva, puedes conectar mejor con tu audiencia y establecer una presencia fuerte y memorable en el mercado.

4. Marketing digital

- **Importancia del marketing digital:** la mayoría de tus clientes estarán en línea, así que necesitas estar allí también.
- Redes sociales:
    - **Elegir plataformas:** Instagram, Facebook, y TikTok son excelentes para mostrar tu trabajo.

- o **Publicaciones regulares:** comparte fotos de tu trabajo, promociones y detrás de cámaras.
  - o **Interacción:** responde a comentarios y mensajes, y agradece a tus seguidores.
- Sitio Web:
  - o **Información básica:** asegúrate de que tu sitio web tenga tu ubicación, servicios, precios y contacto.
  - o **Reservas en línea:** facilita que los clientes reserven citas en línea.
- **Ejemplo práctico:** planifica una semana de publicaciones en redes sociales.

5. Marketing de referencias

- **Definición sencilla:** cuando tus clientes actuales traen a nuevos clientes.
- **Ejemplo práctico:** diseña un sencillo programa de referencias para tu negocio.

6. Colaboraciones y alianzas

- **Beneficios de las colaboraciones:** te permiten llegar a más personas y ofrecer algo nuevo.
- Tipos de colaboraciones:
  - o **Con otros negocios locales:** salones de belleza, tiendas de ropa, spas.

- o **Con influencers:** personas con muchos seguidores en redes sociales que pueden promover tu negocio.
- **Ejemplo práctico:** piensa en un negocio local con el que puedas colaborar y planifica una alianza.

7. Evaluación y ajuste de estrategias

- **Importancia de la evaluación:** ver qué funciona y qué no para hacer ajustes.
- Cómo evaluar:
    - o **Recoge feedback:** pide a tus clientes que te digan qué les gusta y qué podrían mejorar.
    - o **Analiza resultados:** usa las estadísticas de redes sociales y ventas para ver qué estrategias están funcionando mejor.
- **Ejemplo práctico:** diseña una encuesta sencilla para obtener feedback de tus clientes.

Plan de publicaciones en redes sociales

Crear un plan de publicaciones en redes sociales te ayudará a mantener una presencia constante y atractiva. A continuación, te presentamos un ejemplo de plan para una semana.

Plan de publicaciones para una semana

Día	Tipo de Publicación	Descripción
Lunes	Inspiración	Foto de un diseño de uñas reciente con una frase inspiradora
Martes	Testimonio de cliente	Video o foto de una cliente feliz con su testimonio sobre el servicio.
Miércoles	Detrás de cámaras	Foto o video mostrando el proceso de creación de un diseño de uñas.
Jueves	Promoción especial	Anuncio de una oferta especial para servicios de manicura y pedicura.
Viernes	Consejo de cuidado de uñas	Publicación con un consejo o truco para el cuidado de las uñas.
Sábado	Foto de equipo	Foto del equipo trabajando con una breve descripción de sus roles.
Domingo	Recordatorio de citas disponibles	Publicación recordando a los clientes que hay citas disponibles la próxima semana.

Conclusión

Definir claramente a tu cliente ideal, mantener una presencia constante en redes sociales y diseñar promociones atractivas son estrategias efectivas para atraer y retener clientes en tu salón de uñas. Implementar estas prácticas te ayudará a enfocar tus esfuerzos de marketing y a maximizar el impacto de tus campañas promocionales.

El marketing es esencial para el crecimiento y éxito de tu negocio de uñas. Con estos conceptos y estrategias, estarás mejor equipada para atraer y retener clientes, y hacer que tu negocio brille. ¡Tú puedes hacerlo!

Anécdota inspiradora: historia de éxito de uvita

uvita es una manicurista apasionada que decidió llevar su negocio al siguiente nivel utilizando estrategias de marketing en redes sociales. Durante un tiempo, su clientela era constante, pero no crecía tanto como ella deseaba. Decidió entonces invertir tiempo y esfuerzo en una campaña de marketing bien planificada para atraer nuevos clientes.

ESTRATEGIA DE MARKETING EXITOSA

1. Planificación de la campaña:
    o   **Objetivo:** aumentar la visibilidad de su salón de uñas y atraer al menos 20 nuevos clientes en un mes.
    o   **Plataformas:** Instagram y Facebook, debido a su popularidad entre su público objetivo.
2. Contenido atractivo:
    o   **Fotos de alta calidad:** Ana contrató a un fotógrafo profesional para capturar imágenes de alta calidad de sus mejores diseños de uñas.
    o   **Testimonios de clientes:** publicó videos y fotos de sus clientes satisfechos compartiendo sus experiencias positivas.
3. Interacción y compromiso:
    o   **Respuesta rápida:** uvita se aseguró de responder rápidamente a todos los comentarios y mensajes directos, creando una conexión cercana con sus seguidores.
    o   **Historias diarias:** usó Instagram Stories para mostrar el día a día en su salón, incluyendo detrás de cámaras y demostraciones de servicios.

Resultados de la campaña

- **Aumento de seguidores:** en un mes, Ana vio un aumento del 50% en sus seguidores de Instagram.
- **Nuevos clientes:** atrajo a 30 nuevos clientes, superando su objetivo inicial.
- **Fidelización:** muchos de los nuevos clientes se convirtieron en clientes recurrentes gracias a la excelente calidad del servicio y la atención personalizada.

uvita demostró que con una estrategia de marketing bien planificada y ejecutada, es posible atraer y retener nuevos clientes, expandiendo su negocio de manera significativa. Su éxito inspiró a otras manicuristas a seguir sus pasos y aprovechar el poder de las redes sociales para crecer profesionalmente.

El marketing en redes sociales puede ser una herramienta poderosa para atraer nuevos clientes y hacer crecer tu negocio. Con publicaciones atractivas, promociones bien pensadas y una interacción constante con tu audiencia, puedes aumentar significativamente la visibilidad y el éxito de tu salón de uñas. ¡Anímate a implementar estas estrategias y verás cómo tu clientela crece y se fideliza!

RECURSOS ADICIONALES

Proporcionar plantillas para planificar publicaciones en redes sociales puede ayudar a mantener una presencia constante y organizada. Aquí tienes un ejemplo de plantilla semanal para tus publicaciones.

PLANTILLA MENSUAL PARA PUBLICACIONES EN REDES SOCIALES PARA UvitaNails

Semana 1: Introducción y Cumpleañeras

Lunes

- **Publicación**: Bienvenida al nuevo mes
- Contenido:
  - Texto: "¡Bienvenido julio! 🌸 Este mes en UVitaNails tenemos muchas sorpresas para ti. Mantente atento a nuestras publicaciones y eventos especiales. ¡Te esperamos!"
  - Imagen: Foto del salón decorado para el nuevo mes.
  - Hashtags: #BienvenidoJulio #UVitaNails #NailSalonNYC

Miércoles

- **Publicación: Caja de Encuesta para Cumpleañeras**

- **Contenido:**
  - Texto: "🎉 ¡Queremos celebrar contigo! Si cumples años en julio, déjanos tu nombre en la caja de comentarios para agendar tu sorpresa mensual. 🎁✨"
  - Imagen: Imagen festiva con elementos de cumpleaños.
  - Hashtags: #CumpleañerasDeJulio #SorpresaUVita #UVitaNails

Viernes

- **Publicación: Testimonio de Cliente**
- **Contenido:**
  - Texto: "💅 'Me encantó la atención y el resultado final. ¡Mis uñas nunca se vieron tan bien!' - Laura M."
  - Imagen: Foto de las uñas de Laura.
  - Hashtags: #Testimonio #ClientesFelices #UVitaNails

Semana 2: Educación y Tips

Lunes

- **Publicación: Tips de Cuidado de Uñas**
- **Contenido:**

- Texto: "✿ Tip del día: Hidrata tus cutículas diariamente para mantener tus uñas saludables. ¡Ven a UVitaNails para más consejos!"
  - Imagen: Foto de un producto hidratante para cutículas.
  - Hashtags: #TipDelDía #CuidadoDeUñas #UVitaNails

Miércoles

- **Publicación: Video Tutorial**
- **Contenido:**
  - Texto: "🎥 Mira nuestro tutorial de cómo aplicar esmalte de gel en casa. ¡No olvides seguirnos para más consejos!"
  - Video: Tutorial corto de aplicación de esmalte de gel.
  - Hashtags: #Tutorial #EsmalteDeGel #UVitaNails

Viernes

- **Publicación: Producto Destacado**
- **Contenido:**
  - Texto: "✦ Producto del mes: Nuestro esmalte de gel UVita en color lavanda. ¡Perfecto para el verano!"
  - Imagen: Foto del esmalte de gel en uso.
  - Hashtags: #ProductoDelMes #EsmalteDeGel #UVitaNails

Semana 3: Interacción y Engagement

Lunes

- **Publicación: Pregunta a la Audiencia**
- **Contenido:**
  - Texto: "💬 ¿Cuál es tu color de uñas favorito para el verano? ¡Cuéntanos en los comentarios!"
  - Imagen: Foto de diferentes colores de esmaltes.
  - Hashtags: #PreguntaDelDía #Verano #UVitaNails

Miércoles

- **Publicación: Encuesta**
- **Contenido:**
  - Texto: "✉️ ¿Qué diseño de uñas prefieres: minimalista o extravagante? Vota en nuestra historia."
  - Imagen: Foto comparativa de dos diseños de uñas.
  - Hashtags: #Encuesta #DiseñoDeUñas #UVitaNails

Viernes

- **Publicación: Cliente del Mes**
- **Contenido:**
  - Texto: "🌟 Cliente del mes: María G. Gracias por tu lealtad y confianza en UVitaNails. ¡Te esperamos pronto!"
  - Imagen: Foto de María en el salón.
  - Hashtags: #ClienteDelMes #Gracias #UVitaNails

Semana 4: Inspiración y Motivación

Lunes

- **Publicación: Frase Motivacional**
- **Contenido:**
  - Texto: "💗 'La belleza comienza en el momento en que decides ser tú misma.' - Coco Chanel"
  - Imagen: Foto inspiradora con la frase.
  - Hashtags: #FraseDelDía #Inspiración #UVitaNails

Miércoles

- **Publicación: Look de la Semana**
- **Contenido:**
  - Texto: "🌸 Look de la semana: Uñas con diseño en tendencia. ¡Perfectas para esta temporada!"
  - Imagen: Foto del diseño floral en uñas.
  - Hashtags: #LookDeLaSemana #NailArt #UVitaNails

Viernes

- **Publicación: Historia de Éxito**
- **Contenido:**
  - Texto: "🌺 Conoce la historia de nuestra clienta Ana, quien se siente más empoderada gracias a nuestras manicuras. Lee más en nuestro blog."
  - Imagen: Foto de Ana en el salón.
  - Hashtags: #HistoriaDeÉxito #Empoderamiento #UVitaNails

Conclusión

Esta plantilla mensual te ayudará a mantener un calendario de publicaciones variado y atractivo para tu audiencia. Asegúrate de utilizar imágenes de alta calidad, mantener un tono consistente y aprovechar las herramientas de interacción de cada plataforma para mantener a tus seguidores comprometidos.

Recomendaciones de herramientas

Utilizar aplicaciones y herramientas para marketing digital puede facilitar la gestión de tus estrategias de marketing. Aquí tienes algunas recomendaciones:

1. Hootsuite:

- **Descripción:** herramienta para gestionar y programar publicaciones en múltiples redes sociales.
- **Beneficio:** ahorrar tiempo al planificar publicaciones con anticipación y analizar el rendimiento de las campañas.

2. Canva:

- **Descripción:** plataforma de diseño gráfico que permite crear contenido visual atractivo.

- **Beneficio:** facilita la creación de imágenes profesionales y personalizadas para redes sociales sin necesidad de conocimientos avanzados de diseño.

3. Buffer:

- **Descripción:** similar a Hootsuite, permite programar y gestionar publicaciones en redes sociales.
- **Beneficio:** ofrece análisis detallados para medir el impacto de tus publicaciones.

4. Google Analytics:

- **Descripción:** herramienta para analizar el tráfico de tu sitio web.
- **Beneficio:** proporciona información valiosa sobre el comportamiento de los visitantes y la efectividad de tus campañas de marketing.

5. Mailchimp:

- **Descripción:** plataforma para la gestión de campañas de email marketing.
- **Beneficio:** permite crear y enviar boletines informativos y promociones a tu lista de clientes.

Lecturas recomendadas

Proporcionar una lista de blogs y artículos sobre marketing para pequeñas empresas puede ser una gran ayuda para aprender más sobre estrategias efectivas.

- **Small Business Trends:** ofrece artículos y guías sobre marketing para pequeñas empresas, incluyendo consejos prácticos y estudios de caso.
- **Buffer Blog:** ofrece contenido sobre redes sociales, marketing digital y estrategias de crecimiento.

Además de los blogs y artículos, aquí tienes algunos libros recomendados de expertos en marketing digital que pueden ser muy útiles:

- ***De cero a empresario*** de **Tito Gálvez:** un libro que guía a los emprendedores a través del proceso de iniciar y escalar un negocio exitoso desde cero.
- ***De invisible a invencible*** de **Vilma Núñez:** un libro que te enseña cómo construir una marca personal poderosa y visible en el mercado digital.

Conclusión

Estas plantillas, herramientas y lecturas recomendadas pueden ser extremadamente útiles para planificar y ejecutar estrategias de marketing digital efectivas. Al utilizar estos recursos, podrás mantener una presencia constante en redes sociales, atraer nuevos clientes y hacer crecer tu negocio de uñas de manera sostenible y exitosa.

CONCLUSIÓN FINAL

Resumen de los aprendizajes

A lo largo de este libro, hemos explorado los aspectos fundamentales para transformar tus habilidades en un negocio exitoso. Desde la importancia de tener una mentalidad emprendedora hasta las estrategias prácticas en finanzas, contabilidad y marketing, cada capítulo ha sido diseñado para proporcionarte las herramientas y el conocimiento necesarios para prosperar en el mundo del arte de las uñas.

Reflexión personal

Cuando comencé mi propio viaje como manicurista, enfrenté muchos desafíos y momentos de incertidumbre. Sin embargo, mi pasión por el arte de las uñas y mi determinación para construir un negocio sostenible me llevaron a superar cada obstáculo. Espero que, al compartir mi historia y mis aprendizajes, puedas encontrar la inspiración y la confianza para seguir adelante, incluso cuando el camino se torne difícil.

La Importancia de la Mentalidad Emprendedora

Introducción

La mentalidad emprendedora es un enfoque de pensamiento que permite a las personas ver oportunidades donde otros ven obstáculos, tomar riesgos calculados y perseverar a pesar de los fracasos. Es una mentalidad crucial no solo para aquellos que buscan iniciar sus propios negocios, sino también para cualquier persona que quiera destacarse y tener éxito en su carrera y vida personal.

Elementos Clave de la Mentalidad Emprendedora

1. Visión y Objetivos Claros
   - Tener una visión clara de lo que se quiere lograr y establecer objetivos específicos y alcanzables es fundamental. Esto ayuda a mantener el enfoque y la motivación, especialmente en momentos difíciles.
2. Resiliencia y Perseverancia
   - Los emprendedores exitosos son aquellos que pueden enfrentar el fracaso y seguir adelante. La

resiliencia es la capacidad de recuperarse de los contratiempos y perseverar en la búsqueda de los objetivos.

3. Creatividad e Innovación
   - La capacidad de pensar de manera creativa y encontrar soluciones innovadoras a los problemas es una característica central de la mentalidad emprendedora. Esto implica estar dispuesto a experimentar y tomar riesgos.

4. Autoconfianza
   - Creer en uno mismo y en la propia capacidad para tener éxito es crucial. La autoconfianza permite a los emprendedores tomar decisiones difíciles y seguir adelante incluso cuando los demás dudan de ellos.

5. Adaptabilidad
   - El entorno empresarial está en constante cambio, y los emprendedores deben ser capaces de adaptarse rápidamente a nuevas circunstancias. Esto incluye estar abiertos a aprender y evolucionar continuamente.

6. Proactividad
   - Los emprendedores no esperan a que las oportunidades lleguen a ellos; las buscan activamente. La proactividad implica tomar la iniciativa y ser responsable del propio destino.

Importancia de la Mentalidad Emprendedora

1. Desarrollo Personal
   - Fomentar una mentalidad emprendedora impulsa el desarrollo personal. Los emprendedores desarrollan habilidades valiosas como la gestión del tiempo, la resolución de problemas y la toma de decisiones.
2. Crecimiento Profesional
   - En el ámbito profesional, una mentalidad emprendedora puede llevar al éxito en carreras tradicionales. Los empleados con esta mentalidad suelen ser más innovadores y proactivos, lo que puede conducir a promociones y nuevas oportunidades.
3. Impacto Positivo en la Sociedad
   - Los emprendedores a menudo crean productos y servicios que mejoran la vida de las personas. Además, generan empleo y contribuyen al crecimiento económico.
4. Capacidad para Superar Obstáculos
   - Una mentalidad emprendedora ayuda a las personas a ver los problemas como oportunidades para aprender y crecer. Esta perspectiva es crucial para superar los obstáculos y alcanzar el éxito a largo plazo.

Recomendaciones de Libros y Podcasts

Libros

La Ganancia es Primero" de Mike Michalowicz

- Este libro ofrece un enfoque innovador sobre la gestión financiera para emprendedores, enfatizando la importancia de priorizar las ganancias para asegurar la sostenibilidad y el crecimiento del negocio.

"La semana laboral de 4 horas" de Timothy Ferriss

- Este libro desafía las nociones tradicionales de trabajo y ofrece estrategias para aumentar la productividad y crear un estilo de vida más libre y satisfactorio.

"Ponte Chingón" de Tito Galvez

- Un libro que motiva a los emprendedores a tomar acción, superar sus miedos y alcanzar sus metas con una actitud positiva y proactiva.

Podcasts

1. "Zen Emprendimiento con Propósito"
   - Presentado por UVita y Johana Esttic, este podcast se centra en ayudar a emprendedores a crecer a través de experiencias propias y de invitados especiales en el mundo del emprendimiento. Enfocado especialmente en inmigrantes que han emigrado para emprender, el podcast promueve un equilibrio entre lo profesional y lo personal.
2. "Sinergeticos" con Jorge Serratos
   - Este podcast ofrece entrevistas y conversaciones con emprendedores, líderes y expertos en diversas áreas, proporcionando inspiración y estrategias prácticas para el crecimiento personal y profesional.
3. "Cracks" con Oso Trava
   - Un podcast que presenta entrevistas con líderes, emprendedores y atletas de alto rendimiento, explorando sus historias y estrategias para el éxito.

Conclusión

La mentalidad emprendedora es fundamental para alcanzar el éxito en cualquier campo. Fomenta el desarrollo personal y profesional, permite superar obstáculos y tiene un impacto positivo en la sociedad. Adoptar esta mentalidad puede transformar la forma en que abordas los desafíos y las oportunidades en la vida. Los libros y podcasts recomendados ofrecen recursos valiosos para desarrollar y fortalecer esta mentalidad, proporcionando inspiración y estrategias prácticas para cualquier aspirante a emprendedor.

Implementación y acción

Es fundamental no solo leer y entender los conceptos presentados en este libro, sino también ponerlos en práctica. Aquí tienes algunos pasos para comenzar a implementar lo aprendido:

1. **Revisa tus metas:** define claramente tus objetivos a corto, mediano y largo plazo.
2. **Planifica y ejecuta:** utiliza las plantillas y estrategias proporcionadas para planificar tus acciones y llevarlas a cabo de manera efectiva.
3. **Evalúa y ajusta:** regularmente evalúa tus progresos y ajusta tus estrategias según sea necesario.
4. **Invierte en ti:** continúa formándote y mejorando tus habilidades y conocimientos.

5. **Construye relaciones:** fomenta relaciones sólidas con tus clientes, colaboradores y otros profesionales del sector.

Inspiración Continua

El mundo del arte de las uñas está en constante evolución. Para mantenerte al día con las nuevas tendencias, técnicas y tecnologías, es esencial buscar inspiración de manera continua. La creatividad y la innovación son los pilares del éxito en esta industria vibrante y dinámica.

Mantente siempre curiosa y abierta a aprender de los demás. Asiste a seminarios, conferencias y talleres. No subestimes el poder de las redes sociales: sigue a artistas de uñas, influencers y marcas que te inspiran. Explora plataformas como Instagram, Pinterest y YouTube, donde puedes encontrar tutoriales y demostraciones en tiempo real de las últimas tendencias.

Busca motivación en las historias de éxito de otros profesionales del sector. Cada camino es único, y cada logro, grande o pequeño, es una fuente de inspiración. Y recuerda, tus propios logros también pueden inspirar a otros. Comparte tus éxitos, tus aprendizajes y tus desafíos superados. Tu historia puede ser la chispa que encienda la pasión de alguien más.

AGRADECIMIENTOS

Quiero expresar mi más profundo agradecimiento a todas las personas que han sido parte de mi viaje. Desde mis primeros clientes, que confiaron en mi visión y habilidades, hasta mis colaboradores, cuya dedicación y talento han sido fundamentales para el crecimiento de UVitaNails.

A mi querida mamá, MARIA LOURDES GONZALEZ PEREZ cuyo apodo fue UVita he adoptado como mi bandera de empoderamiento y fuerza desde el día uno. Gracias por ser mi inspiración constante y por inculcarme los valores que hoy me guían.

A Gaby, quien fue la primera en confiar en mí y me introdujo al maravilloso mundo de las uñas. Tu apoyo fue ese impulso inicial que necesitaba para comenzar este viaje.

A Grey Vallejo, un angelito que Dios puso en mi camino desde el primer día que comencé a emprender. Gracias por tu apoyo incondicional, tu amistad y por creer en mí incluso en los momentos más difíciles.

A mi esposo, José Luis Roque, gracias por creer en mí, en mis sueños y en mis ganas de cambiar mi mundo. Gracias por ser ese pilar sólido que sostiene mis aspiraciones y por tu amor incondicional. Tu disciplina es mi fuente de inspiración, tu responsabilidad y orden son mi ejemplo a seguir gracias por inspirarme a ser mejor cada dia.

A Eduar Salcedo, gracias por creer en mí y por invertir en mi educación desde el día uno. Gracias por confiar en mí cuando ni yo misma creía. Me has enseñado que los sueños se cumplen, que vinimos a esta vida a ser felices y, sobre todo, a cumplir nuestras metas, Tu lealtad y espíritu humano me inspiran a seguir creciendo.

Y a ti, querido lector, gracias por acompañarme en este recorrido. Tu compromiso con tu propio crecimiento y éxito es una inspiración. Espero que encuentres en este libro las herramientas y la motivación que necesitas para avanzar en tu camino emprendedor.

CIERRE MOTIVACIONAL

Finalmente, quiero dejarte con un mensaje de motivación: nunca subestimes el poder de tus sueños y la capacidad que tienes para hacerlos realidad. Con determinación, pasión y las herramientas adecuadas, puedes transformar tu amor por el arte de las uñas en un negocio próspero y satisfactorio.

El éxito no es un destino, sino un viaje continuo de aprendizaje y evolución. Cada desafío es una oportunidad para crecer, y cada pequeño paso te acerca más a tus metas.

Cree en ti mismo y sigue adelante con confianza y entusiasmo. La clave está en mantener una actitud positiva y perseverante, siempre buscando mejorar y adaptarte.

DESPEDIDA

Te deseo todo el éxito en tu viaje emprendedor. Recuerda que cada paso que das te acerca más a tus metas. Estoy aquí para apoyarte, y espero que este libro sea una guía útil en tu camino hacia el éxito.

No olvides que el verdadero empoderamiento viene de dentro. Usa tu creatividad, tu pasión y tu amor por el arte de las uñas para crear algo hermoso y duradero. ¡A por todas! Con cariño y gratitud,

www.ingramcontent.com/pod-product-compliance
Lightning Source LLC
Chambersburg PA
CBHW071005250726
48653CB00005B/1526